# a dieta do índice glicêmico

aumente sua energia

sem sentir fome

RICK GALLOP

**Se você entende um sinal de trânsito, vai entender esta dieta.**

**Diminua o risco de problemas de coração, derrame e diabetes.**

# a dieta do índice glicêmico

*2ª Edição*

SEXTANTE

Título original: *The G.I. Diet*

Publicado em acordo com a Random House Canada, uma divisão da Random House of Canada Limited.

*tradução:* Ana Beatriz Rodrigues

*preparo de originais:* Valéria Inez Prest

*revisão:* Luis Américo Costa, Sérgio Bellinello Soares e Tereza da Rocha

*projeto gráfico e diagramação:* Valéria Teixeira

*capa:* Cristiano Menezes

*fotolitos:* RR Donnelley

*impressão e acabamento:* Lis Gráfica e Editora Ltda.

CIP-BRASIL. CATALOGAÇÃO-NA-FONTE
SINDICATO NACIONAL DOS EDITORES DE LIVROS, RJ

G162d Gallop, Rick
A dieta do índice glicêmico / Rick Gallop ; tradução de Ana Beatriz Rodrigues. – Rio de Janeiro: Sextante, 2006

Tradução de: The G. I. diet
Apêndices
ISBN 85-7542-223-5

1. Índice glicêmico. 2. Alimentos – Teor de carboidrato. 3. Dieta de emagrecimento. I. Título.

06-1406. CDD 613.25
CDU 613.24


GMT Editores Ltda.
Rua Voluntários da Pátria, 45 – Gr. 1.404 – Botafogo
22270-000 – Rio de Janeiro – RJ
Tel.: (21) 2286-9944 – Fax: (21) 2286-9244
E-mail: atendimento@esextante.com.br
www.sextante.com.br

# Sumário

# Prefácio

É difícil ignorar, principalmente sendo cardiologista, o fato de a obesidade ter se tornado uma crise de proporções epidêmicas de âmbito quase global. Esse é um problema que afeta não apenas adultos como também crianças e adolescentes. Vejo em meu consultório um número alarmante de pacientes que estão acima do peso ou obesos, e a obesidade é reconhecida como um fator de risco para doenças que constituem a base de ataques cardíacos e derrames. Contrariando a crença popular, a gordura abdominal não é apenas um depósito passivo do excesso de peso – ela está relacionada a hormônios que comprometem a saúde. Uma cintura com circunferência superior a 90cm é associada a um perfil de alto risco para a doença da artéria coronariana.

Milhões de pessoas estão fazendo dieta e gastando fortunas com programas de auto-ajuda, livros que prometem soluções imediatas, programas de emagrecimento, bebidas e alimentos diet e light. O crescimento contínuo da indústria da dieta está garantido, uma vez que um grande número desses planos e práticas falha diante de expectativas inatingíveis. Na verdade, muitas pessoas acabam recuperando os quilos que perderam e quase sempre ultrapassam o peso que tinham originalmente. A obesidade é um problema crônico, e o controle eficiente do peso exige a adoção de uma estratégia comportamental a longo prazo. Promessas de emagrecimento fácil são falsas e não resistem ao teste do tempo. A perda de peso observada entre aqueles que seguiram dietas baseadas em proteínas, por exemplo, deve-se à eliminação de água, e não à queima de gordura, porque a ingestão de grandes quantidades de proteína desidrata. Quem adota métodos como esse está condenado a repetir o fracasso, pois vive em busca da fantasia de obter uma solução irreal e rápida, em vez de aprender com a experiência e enfrentar a realidade do controle permanente do peso, que é possível. As leis da termodinâmica são irrefutáveis, mesmo para quem faz dieta: para perder cerca de 500g de gordura, é necessário gastar 3,6 mil calorias.

A atividade física costuma ser um elemento esquecido no processo de emagrecimento e na manutenção do peso a longo prazo. Os exercícios aeróbicos não apenas queimam calorias (embora modestamente) como também melhoram o condicionamento cardiovascular e reduzem os riscos de problemas cardíacos. Por fim, eles parecem ter um efeito mágico sobre as pessoas que seguem um regime alimentar: diminuem o apetite, e a sensação do tônus muscular parece funcionar como um sinal de trânsito na hora das refeições.

Por que ler *A Dieta do Índice Glicêmico*, mais um livro na extensa prateleira das promessas do "novo eu"? Se você estiver em busca de ficção sobre emagrecimento, esqueça este plano, pois ele apresenta uma abordagem realista, inovadora, simples e de longo prazo para a perda de gordura e a manutenção do peso. Para criar esta dieta, Rick Gallop baseou-se em sua longa experiência na Heart and Stroke Foundation of Ontario, no Canadá, e em seus programas de pesquisa e educação pública. Ele discute os princípios da nutrição num estilo bem-humorado, tornando-os mais claros e fáceis de digerir.

Com base em seus conhecimentos práticos, Rick Gallop trata a questão do emagrecimento numa perspectiva de longo prazo, guiando o leitor pelos elementos de apoio à mudança de comportamento, inclusive o desenvolvimento de metas específicas e realistas. Quantos gramas ou quilos devo perder por semana? Como farei para atingir essa meta? Se eu sair da dieta um dia, o que faço para compensar? Como posso me adaptar às reuniões realizadas no café da manhã e no almoço, aos lanches entre as reuniões e aos jantares em restaurantes do tipo fast-food ou mais formais? Só temos uma vida, e a comida é um dos nossos grandes prazeres. A contagem de calorias não é a opção preferida das pessoas.

*A Dieta do Índice Glicêmico* apresenta um guia simples de opções alimentares para fazer as refeições em casa ou na rua, com imagens fáceis de lembrar, dicas práticas, sugestões de refeições saborosas e estratégias de feedback e automonitoramento. A importância dos exercícios também é enfatizada. Finalmente, Rick Gallop inclui diversas ferramentas de auto-ajuda que o leitor certamente considerará muito úteis.

Com a agenda repleta de viagens, reuniões durante os almoços e saídas noturnas para jantar, preciso estar constantemente vigilante em relação ao meu peso. Os princípios descritos neste livro foram muito úteis para mim. *A Dieta do Índice Glicêmico* traça uma estratégia que, se for seguida, levará à concretização da promessa do controle permanente do peso.

MICHAEL J. SOLE, MD, FRCP (C); FACC
*Ex-chefe do Serviço de Cardiologia do Hospital de Toronto*
*Professor de Medicina e Fisiologia*
*Fundador do Centre for Cardiovascular Research da Universidade de Toronto*

# Introdução

Durante os 15 anos em que presidi a Heart and Stroke Foundation of Ontario, fui responsável pelo levantamento de fundos para pesquisas sobre doenças cardíacas e derrame e pela promoção de opções de estilos de vida saudáveis entre os canadenses, com o objetivo de reduzir a incidência desses problemas. A fundação desenvolveu o material mais abrangente do Canadá sobre esses assuntos. Hoje sabemos que fatores como tabagismo, hipertensão arterial, níveis altos de colesterol no sangue, sedentarismo e excesso de peso são as maiores causas de ataques cardíacos e derrame. Por isso, há alguns anos, quando eu estava com alguns quilos a mais, cheguei à conclusão de que devia emagrecer. Com todas as informações e os recursos de que dispunha, pensei que sabia como fazê-lo: comprei um aparelho de ginástica e uma bicicleta ergométrica e comecei a praticar atividades físicas diariamente. No entanto, por mais que eu me exercitasse, só conseguia estabilizar meu peso, mas não reduzi-lo. Pela primeira vez na vida, percebi que precisava de uma dieta.

A sabedoria nutricional convencional da época recomendava uma alimentação pobre em gorduras e rica em carboidratos. Tudo o que eu tinha a fazer era parar de consumir alimentos gordurosos, como queijo e sorvete, e começar a ingerir mais carboidratos com pouca gordura, como macarrão, arroz e hortaliças, certo? Errado. Embora eu tenha seguido rigorosamente o programa – substituindo a salada Caesar com um grelhado por macarrão com molho de tomate –, não perdi 1kg sequer. Frustrado, recorri aos arquivos lotados da Heart and Stroke Foundation of Ontario, que, todos os anos, recebe centenas de livros sobre dietas, produtos e receitas com solicitações de apoio e endosso. Pesquisando em nossos arquivos, descartei de imediato as dietas de alimentos específicos, como a do grapefruit e a da banana, pois, além de não terem nenhuma base científica, elas constituem um risco para a saúde e é impossível segui-las a longo prazo.

Resolvi também evitar as dietas com alto nível de proteína, uma vez que muitos estudos revelaram os prejuízos que planos alimentares desse tipo podem causar à saúde – eles limitam drasticamente a quantidade de carboidratos consumidos, fazendo com que o corpo entre no estado de cetose. Como o organismo anseia por carboidratos, sua principal fonte de energia, ele começa a decompor a proteína para obter energia, inclusive os músculos magros, o que libera uma grande quantidade de peso em água. Isso cria um subproduto tóxico chamado cetona, que é eliminado do organismo pelos rins e pode causar vários problemas – de um leve desconforto, como mau hálito, a efeitos colaterais tóxicos, como danos renais, diarréia, tonteira e cálculos renais. E, como altos níveis de proteína bloqueiam a absorção do cálcio, quem segue regimes alimentares dessa natureza também desenvolve fraqueza nos ossos. Para completar, quando a dieta chega ao fim, a perda de peso em água é reposta com grande rapidez, e, a não ser que a pessoa esteja praticando exercícios com muita regularidade, os quilos recuperados serão compostos inteiramente de gordura e a perda muscular não será restaurada.

Assim, os regimes baseados num único alimento e aqueles com alto nível de proteína estavam fora da minha lista. Ainda faltavam muitas dietas para experimentar – selecionei uma que parecia ser fundamentada em princípios nutricionais. Após meses sem sucesso, embarquei em outra e, algum tempo depois, numa terceira. No fim, eu havia experimentado diversos programas. Contei calorias. Estudei os rótulos dos produtos. Passei fome. Tive alucinações com comida. Cheguei a perder alguns quilos, mas depois eu atingia aquele inevitável patamar a partir do qual não conseguia ir em frente. Como estava constantemente com fome, logo comecei a consumir tudo o que tinha vontade e recuperei os poucos quilos dos quais havia me livrado.

Parecia que meu destino era passar o resto da vida com excesso de peso. Foi um banho de água fria. Eu não entendia por que era tão difícil emagrecer e senti que devia existir um modo de fazer isso e manter o peso saudável sem a necessidade de ficar com fome durante todo o dia, prejudicar minha saúde nem precisar de um gênio da matemática para calcular fórmulas e proporções. Estava determinado a encontrar uma dieta que funcionasse para mim e para todas as pessoas que estavam no mesmo barco – engordando e aumentando o risco de terem um ataque cardíaco ou derrame, para não falar em diabetes.

Essa busca acabou me conduzindo a um dos pesquisadores da área de nutrição cujo trabalho é patrocinado pela Heart and Stroke Foundation of Ontario. Ele me apresentou ao índice glicêmico (IG) por meio do livro *O ponto Z – a dieta*, do Dr. Barry Sears.

A Dieta do Ponto Z baseia-se nos princípios do IG, que mede a velocidade de decomposição dos carboidratos pelo organismo e sua conversão em glicose, o veículo que o corpo usa para produzir energia. Quanto mais rápida a decomposição do alimento, mais alto seu índice glicêmico. Quando estamos tentando emagrecer, é fundamental substituirmos alimentos com IG alto por aqueles com IG baixo. O índice glicêmico foi criado pelo Dr. David Jenkins, professor de Nutrição da Universidade de Toronto. Como ele morava na minha cidade natal, fui visitá-lo.

Um inglês magro que obviamente praticava o que pregava, o Dr. Jenkins me explicou que, no começo de sua pesquisa, se interessou pela diabetes, uma doença que diminui a capacidade que o corpo tem de processar os carboidratos e o açúcar (glicose). Em vez de entrar nas células, o açúcar permanece na corrente sangüínea, o que acarreta hipoglicemia e, potencialmente, coma. Quando esse médico estava começando seu trabalho, os carboidratos foram reduzidos de forma drástica na alimentação dos diabéticos porque elevam o nível de açúcar no sangue com muita rapidez. Como o papel principal dos carboidratos é fornecer energia ao organismo, os portadores de diabetes tinham que compensar a falta de calorias com uma alimentação rica em gordura, que não eleva os níveis de açúcar no sangue. Resultado: muitas dessas pessoas aumentaram suas chances de morrer de problemas cardíacos, uma vez que a gordura é um fator crítico no desenvolvimento de males desse tipo. Os médicos viram-se diante de um verdadeiro dilema: embora estivessem livrando os diabéticos da fome, estavam também intensificando seu risco de apresentar doenças do coração.

O Dr. Jenkins decidiu descobrir se todos os carboidratos eram iguais. Será que alguns deles são digeridos mais rapidamente e, por isso, elevam os níveis de açúcar no sangue em menos tempo? E será que com outros carboidratos esse processo é mais lento, provocando apenas um pequeno aumento nos níveis de açúcar? A resposta que encontrou foi positiva. Em 1980, ele divulgou um índice – o índice glicêmico – mostrando as várias velocidades de decomposição dos carboidratos e de liberação da glicose na corrente sangüínea.

Resolvi experimentar a Dieta do Ponto Z. Para meu espanto e deleite, perdi os quilos a mais que me incomodavam. Sugeri a alguns amigos e colegas que fizessem o mesmo. No fim de 12 meses, porém, 95% dessas pessoas tinham desistido. Elas mencionaram dois motivos principais para isso: em primeiro lugar, a dieta era muito complexa para a rotina diária, exigindo que contassem os gramas e calculassem fórmulas e proporções; além disso, ficavam sempre com fome, o que é fatal para qualquer dieta.

Os 5% que conseguiram agüentar estavam tão felizes com o sucesso que recebi muitos e-mails seus descrevendo quanto o controle do peso havia sido importante em sua vida. Aqui estão alguns comentários:

*Perdi ao todo 10kg. E hoje me sinto com mais energia... Nem percebi que estou comendo de um modo diferente. Certamente não parece que estou de regime – apenas sinto que estou me alimentando de outra forma.*

*Mesmo com os feriados de fim de ano, dois grandes jantares de família, convidados para os fins de semana, almoços com os amigos, viagens acompanhadas de vinho e muita comida, consegui perder 7kg. Posso dizer com toda a convicção que minha energia está melhor – não durmo mais na frente da televisão.*

*No último fim de semana, meu filho voltou da faculdade para participar de uma cerimônia na escola secundária. Depois de 14 anos, usei a mesma saia que estava vestindo quando o deixei na escola em seu primeiro dia de aula.*

Desanimado pela taxa de 95% de desistência, mas encorajado pelos 5% bem-sucedidos, optei por me dedicar às duas coisas que impediam o sucesso da dieta: complexidade e fome. Este livro é o resultado desse empenho. A Dieta do Índice Glicêmico é fácil de seguir e não deixa ninguém faminto. Ela inclui uma combinação exclusiva de alimentos que apresentam duas características essenciais: prolongam a sensação de saciedade – por isso a pessoa se sente naturalmente inclinada a comer menos – e são de baixa caloria. Se você, como eu, já leu vários livros sobre dietas, perceberá que nem todos eles citam a palavra "caloria". Mas reduzir a ingestão desse componente alimentar é o único caminho para emagrecer – portanto, na verdade, todas essas dietas são de baixa caloria, embora às vezes elas omitam esse termo. Com a Dieta do

Índice Glicêmico não será necessário contar calorias nem pesar ou medir alimentos. Eu já fiz todos os cálculos para que você possa criar o plano alimentar mais simples possível, um que reflita as exigências do mundo agitado em que vivemos. Enquanto a maioria dos livros sobre dietas usa 300 páginas ou mais para explicar seu objetivo, este é simples e conciso, sem todo aquele jargão científico que se costuma encontrar. E o mais importante: funciona.

## Capítulo 1

# O problema

Durante minha batalha pessoal contra os quilos extras, não conseguia deixar de pensar no número assustador de pessoas que enfrentam o mesmo problema. As estatísticas sobre essa questão no mundo ocidental são impressionantes. Os brasileiros, por exemplo, engordaram ao longo das últimas três décadas, como indicou a Pesquisa de Orçamentos Familiares de 2002-2003, feita pelo Instituto Brasileiro de Geografia e Estatística (IBGE) em conjunto com o Ministério da Saúde. De acordo com esse estudo, no Brasil cerca de 38,6 milhões de pessoas estão acima do peso recomendado, o equivalente a 40,6% da população adulta. Desse total, 10,5 milhões são obesos. No Canadá, esse índice está em 50% – mais do que o dobro do que se registrou na última década. O que aconteceu? Por que engordamos tanto nesse período? A explicação é simples: porque a ingestão de calorias aumentou.

A não ser que alguém contradiga as leis da termodinâmica, a equação é a mesma: quem consome mais calorias do que gasta armazena o excedente no corpo na forma de gordura. Esse é um fato inevitável, mas não explica por que as pessoas estão comendo mais calorias do que antes. Para responder a essa pergunta, primeiro é necessário conhecer melhor os três componentes básicos de qualquer dieta – carboidratos, gorduras e proteínas – e entender como eles funcionam no sistema digestivo. As gorduras provavelmente são a parte menos compreendida, por isso vou começar por elas.

## Gorduras

Gordura é definitivamente uma palavra de péssima reputação, que nos dias de hoje cria confusão e contradições. Mas você sabia que as gorduras constituem uma parte absolutamente essencial da alimentação? Elas contêm uma grande variedade de elementos básicos que são cruciais para o processo digestivo.

Este fato também pode surpreendê-lo: a gordura não nos faz engordar necessariamente, mas a quantidade que consumimos dela, sim. Em geral, isso é algo difícil de controlar porque nosso organismo adora gordura. Os alimentos que não a possuem necessitam de várias etapas de processamento para se transformar nas células de gordura que se depositam ao redor da cintura e dos quadris, enquanto os alimentos gordurosos simplesmente deslizam para esses lugares. O processamento consome energia, e o corpo odeia desperdiçar esse combustível. Ele gasta cerca de 20 a 25% da energia que adquire de um alimento sem gordura apenas para processá-lo. Por esse motivo, o corpo certamente prefere a gordura e, pelo que todos nós aprendemos com nossas próprias experiências, fará o possível para nos persuadir a ingeri-la cada vez mais. É por isso que alimentos gordurosos, como carnes suculentas, chocolate e sorvete, são tão tentadores. Mas, como a gordura contém duas vezes mais calorias por grama do que os carboidratos e as proteínas, precisamos tomar cuidado com a quantidade que ingerimos desse componente alimentar. Além de limitarmos seu consumo, temos que prestar atenção no tipo de gordura que estamos comendo – embora a gordura não tenha efeito sobre o peso, ela é um fator que exerce uma influência crítica sobre a saúde, em especial a saúde do coração.

Existem quatro tipos de gorduras: as prejudiciais, as absolutamente nocivas, as benéficas e as altamente benéficas. As gorduras prejudiciais são chamadas de gorduras saturadas. É fácil reconhecê-las, pois quase sempre são de origem animal, solidificando-se à temperatura ambiente. Manteiga, queijo e carne são alimentos ricos em gorduras saturadas. Mas existem outros tipos de gordura que você provavelmente conhece: óleo de coco e azeite-de-dendê – dois óleos vegetais saturados que, por serem baratos, são usados na fabricação de salgadinhos e biscoitos industrializados. As gorduras saturadas são a principal causa de problemas cardíacos – elas elevam os níveis de colesterol, o que, por sua vez, engrossa as artérias, provocando ataques cardíacos e derrame.

As gorduras absolutamente nocivas são potencialmente as mais perigosas. Trata-se dos óleos vegetais que passaram por um processo de aquecimento para se tornarem mais densos. Esses óleos hidrogenados assumem as piores características das gorduras saturadas, por isso não os utilize e evite salgadinhos, bolos e cereais que os contenham. Verifique os rótulos e deixe de lado os produtos que apresentam as indicações "gordura hidrogenada" e "gordura parcialmente hidrogenada".

As gorduras benéficas chamam-se gorduras poliinsaturadas e não têm colesterol. A maioria dos óleos vegetais, como o de milho e o de girassol, se enquadra nessa categoria. No entanto, as gorduras que de fato deveríamos usar são as monoinsaturadas, as altamente benéficas, encontradas na azeitona, no amendoim, na amêndoa, no óleo de canola e no azeite de oliva. Elas têm um efeito benéfico sobre o colesterol e são boas para o coração. (Veja no capítulo 8 mais informações sobre colesterol e problemas cardíacos.) Embora os azeites mais sofisticados sejam caros, é possível obter os mesmos benefícios para a saúde com as marcas mais baratas. O azeite de oliva é muito utilizado na alimentação mediterrânea, que também é rica em frutas e hortaliças. Por causa do tipo de alimentação que adotam, os países do sul da Europa apresentam um dos menores índices de doenças cardíacas do mundo, e a obesidade não é um problema ali. Portanto, procure alimentos produzidos com gorduras e óleos monoinsaturados. Os fabricantes que utilizam esses ingredientes costumam citá-los nas embalagens porque sabem que esse é um importante atrativo para os consumidores bem informados.

Outro óleo muito benéfico, que se encontra numa categoria própria, contém um maravilhoso componente chamado ômega-3. Esse óleo está presente em peixes de águas profundas, como o salmão, e nas sementes de linhaça e de canola. É muito bom para a saúde cardíaca (veja a página 116).

Sabemos, portanto, que é importante evitar as gorduras prejudiciais e as absolutamente nocivas e incorporar as gorduras benéficas à alimentação para melhorar a saúde do coração. Muitas pessoas tentaram diminuir a ingestão de gordura utilizando cortes mais magros de carne e o leite desnatado. No entanto, mesmo com essas mudanças, o consumo de gordura não diminuiu. Por quê? Porque muitos dos nossos alimentos favoritos, como bolachas, bolos, cereais e fast-food, contêm gorduras ocultas. Parece que, para detectá-las, é necessário ser diplomado em Nutrição, pois nem sempre as informações nutricionais constam dos rótulos. Uma boa regra geral é evitar produtos que não apresentem esses dados – isso costuma ser um sinal de que o fabricante tem algo a esconder.

O consumo de gordura permaneceu praticamente constante nos últimos 10 anos, embora a incidência de casos de obesidade tenha dobrado. Obviamente, a gordura não é a culpada. O que aumentou foi a nossa ingestão de grãos, que são carboidratos, portanto vejamos como eles funcionam.

Resumindo:

1. Coma menos gordura de modo geral e procure alternativas com baixo teor de gordura.
2. Consuma somente gorduras monoinsaturadas e poliinsaturadas.

## Carboidratos

Os carboidratos são nossa principal fonte de energia. Encontram-se nos grãos, nas hortaliças, nas frutas, nos legumes e nos laticínios. O organismo transforma esses alimentos em glicose, que, por sua vez, se dissolve na corrente sangüínea e é desviada para as partes do corpo que usam energia, como os músculos e o cérebro. (É impressionante: mesmo em repouso, o cérebro utiliza cerca de 2/3 da glicose presente no organismo.)

Os carboidratos, obviamente, são essenciais para o funcionamento do organismo. São ricos em fibras, vitaminas, minerais e até em antioxidantes. Hoje se acredita que os antioxidantes desempenham um papel fundamental na prevenção de doenças, sobretudo de problemas cardíacos e câncer. Durante anos, médicos, nutricionistas e governos nos aconselharam a adotar uma alimentação com pouca gordura e rica em carboidratos, e os grãos passaram a formar a base da pirâmide alimentar em um grande número de países. O problema é que fomos encorajados a confiar muito nesses alimentos. Basta olharmos para o espaço atualmente dedicado aos produtos baseados em grãos nos supermercados: intermináveis prateleiras de bolachas, biscoitos doces, bolos, pães, salgadinhos, cereais e massas comuns.

As massas são outra sensação da alimentação moderna. E as opções de lanches aumentaram mais ainda: bolachas, bolos, batata frita de saquinho e incontáveis variedades de biscoitos salgados e doces, para citar apenas alguns exemplos. Mas por que devemos nos preocupar com isso? Trigo, milho e arroz têm pouca gordura – como os grãos podem nos fazer engordar?

A resposta está nos tipos de grão que consumimos hoje – em sua maioria, eles são refinados. A farinha branca começa como um grão integral. No moinho, esse grão é cortado por pequenas lâminas afiadas que eliminam o farelo, a casca externa e o endosperma, a camada seguinte. Depois, o germe e o óleo do trigo são removidos, pois ficam rançosos rápido demais, o que os torna inviáveis em termos comerciais. No fim de todo o processamento, o que resta é a farinha ainda não branqueada, que é então alvejada para produzir a maioria dos pães, biscoitos doces, bolachas, cereais e massas que ingerimos. Até mesmo muitos pães "integrais" são, na verdade, pães brancos comuns coloridos artificialmente.

Mas os grãos de trigo não são os únicos produtos altamente processados nos dias de hoje. Há 100 anos, a maioria dos alimentos ia diretamente da fazenda para a mesa de jantar. Por causa da falta de refrigeração e dos conhecimentos limitados sobre a química alimentar, quase todos eles permaneciam em seu estado original. Os avanços científicos, porém, junto com a migração de um grande números de mulheres da cozinha para o mercado de trabalho, provocaram a revolução dos alimentos semiprontos. Esses itens passaram a ser criados com o objetivo de proporcionar um preparo rápido e fácil. Os atuais moinhos de farinha de alta velocidade usam cilindros de aço no lugar das tradicionais pedras de moagem para obter um produto extraordinariamente fino, ideal para a fabricação de massas e pães leves e macios. Agora existem arroz e sopas instantâneos, assim como refeições inteiras prontas para o consumo, que necessitam ficar apenas alguns minutos no microondas.

O problema que envolve toda essa questão é que, quanto mais um alimento é processado, menos trabalho o organismo tem para digeri-lo. Quanto mais rápido ele é digerido, mais depressa a pessoa volta a sentir fome e, com isso, acaba comendo mais. Todos nós sabemos a diferença entre tomar um prato do velho mingau de aveia, preparado lentamente no fogo, e comer uma torrada acompanhada de uma xícara de café. O mingau "gruda no estômago", como dizia minha mãe, enquanto a torrada nos deixa com fome pouco tempo depois. É por isto que nossos ancestrais não enfrentavam o problema da obesidade: os alimentos que eles consumiam eram basicamente não processados e naturais. As grandes indústrias alimentícias, como a Kellogg's e a Nabisco, só começaram a processar e a embalar alimentos naturais no século passado.

O problema fundamental, portanto, é: estamos comendo alimentos que são facilmente digeridos. De fato, não podemos voltar no tempo, mas precisamos retardar de algum modo o processo digestivo para não sentirmos fome com tanta freqüência. Como fazer isso? Temos que ingerir produtos que são decompostos de forma mais lenta e uniforme, pois isso prolonga a sensação de saciedade.

Como podemos identificar tais alimentos? Existem duas pistas. A primeira é a quantidade de fibras que eles contêm. Para simplificar: as fibras apresentam poucas calorias e proporcionam a sensação de saciedade. Na verdade, elas exercem uma dupla função: enchem literalmente o estômago, fazendo com que a pessoa se sinta satisfeita, e requerem mais tempo para serem decompostas, por isso permanecem mais tempo no organismo, retardando o processo digestivo. Existem dois tipos de fibras: as solúveis e as não-solúveis. As primeiras são encontradas em alimentos como aveia, feijão, cevada e frutas cítricas. Demonstrou-se que esse tipo de fibra diminui os níveis de colesterol no sangue. As fibras não-solúveis são importantes para garantir a normalidade da função intestinal e costumam estar presentes em pães e cereais integrais e na maioria das hortaliças.

A segunda pista para a identificação de alimentos de "liberação lenta" é o índice glicêmico, que constitui a base desta dieta e a chave para o controle do peso. Falarei sobre isso seguir.

Resumindo:

> Coma alimentos que não tenham sido altamente processados e que não contenham ingredientes submetidos a esse mesmo tratamento.

## O índice glicêmico

O índice glicêmico mede a velocidade de digestão dos alimentos e sua conversão em glicose, a fonte de energia do organismo – quanto maior a velocidade, maior o IG do alimento. O IG do açúcar (glicose) é 100 e o IG de todos os outros alimentos é calculado com base nesse número. Veja alguns exemplos:

| All-Bran | 43 |
|---|---|
| Arroz | |
| *basmati* | 58 |
| instantâneo | 87 |
| *Bagel* | 72 |
| Baguete | 95 |
| Batata | |
| cozida | 56 |
| assada | 84 |
| *Cornflakes* | 84 |
| *Donut* | 76 |
| Espaguete | 41 |
| Feijões | 31 |
| *Fettuccine* | 32 |
| Grapefruit | 25 |
| Iogurte | |
| light | 33 |
| com aspartame | 14 |
| Laranja | 44 |
| Maçã | 38 |
| Mingau de aveia | 42 |
| *Muffin* (de farelo de aveia) | 56 |
| Passas | 64 |
| Pipoca (light) | 55 |
| Tomate | 38 |

O gráfico na página 25 ilustra o impacto do açúcar sobre os níveis de glicose na corrente sangüínea comparado ao do feijão-mulatinho, que tem um IG mais baixo. Como se pode ver, a diferença entre os dois é enorme. O açúcar converte-se rapidamente em glicose, que se dissolve na corrente sangüínea, elevando o nível dessa substância no sangue. Por outro lado, desaparece depressa, deixando a pessoa com fome. Você já fez uma refeição com muito arroz e massas e voltou a ter fome duas horas depois? Isso aconteceu porque seu organismo transformou com grande rapidez o arroz e as massas, alimentos com IG alto, em glicose, que logo saiu da corrente sangüínea. Muitas pessoas já devem ter experimentado a sensação de letargia que surge mais ou menos uma hora após uma refeição do tipo fast-food, normalmente composta de alimentos com IG alto. A elevação súbita dos níveis de glicose, seguida de sua queda igualmente rápida, suga toda a energia do corpo. E o que as pessoas fazem? No meio da tarde, optam por um lanche com mais açúcar para se sentirem mais bem-dispostas. Bastam uns biscoitos ou um saco de batata frita para causar outra elevação da glicose, que volta a cair pouco tempo depois – e assim o círculo vicioso continua. Não é à toa que as pessoas gostam tanto de beliscar.

**Impacto do IG nos níveis de açúcar no sangue**

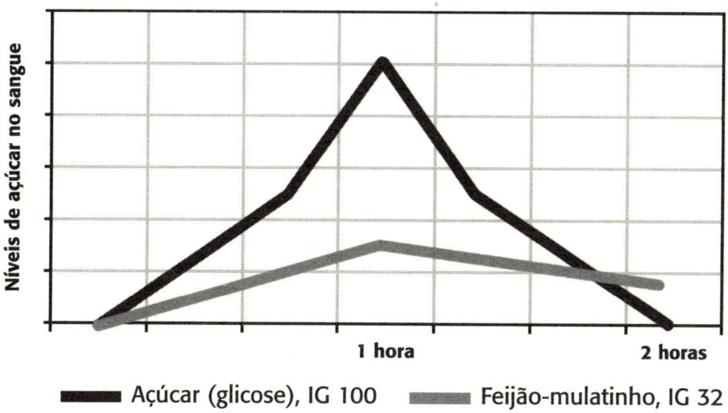


Ao fazer uma refeição com IG alto e experimentar a rápida elevação dos níveis de açúcar no sangue, o pâncreas secreta insulina. Esse hormônio executa duas funções extremamente bem. Em primeiro lugar, reduz o nível de glicose na corrente sangüínea, transferindo-a para vários tecidos do corpo, onde ela é usada imediatamente, ou armazenando-a sob a forma de gordura – motivo pelo qual a glicose desaparece com tanta rapidez. Em segundo lugar, a insulina inibe a conversão da gordura corporal em glicose, evitando que o organismo a queime. Essa característica evolutiva remonta a nossos ancestrais caçadores-coletores, que costumavam enfrentar épocas de fartura e de escassez de víveres. Quando havia comida em abundância, o corpo armazenava o excesso sob a forma de gordura para ser capaz de suportar os inevitáveis períodos em que era difícil conseguir comida. Nesse processo, a insulina era a campeã, ajudando a acumular gordura e impedindo sua depleção.

Hoje, tudo está diferente, exceto nosso estômago. Um sistema digestivo que levou milhões de anos para se aperfeiçoar é obrigado, num piscar de olhos do ponto de vista evolutivo, a lidar com uma revolução alimentar. Não precisamos mais caçar nem procurar comida – agora dispomos de um suprimento garantido de alimentos altamente processados com texturas e sabores tentadores bem ali, no supermercado. Além de estarmos consumindo calorias que são digeridas com mais facilidade, já não gastamos tanta energia com duas atividades que eram as maiores preocupações dos nossos ancestrais: procurar alimentos e manter o corpo aquecido.

Como a insulina, com sua dupla função, é o principal gatilho para o armazenamento de glicose, bem como a sentinela que preserva essas células de gordura, é essencial manter os níveis desse hormônio baixos quando se tenta emagrecer, o que corresponde a evitar alimentos com IG alto. Alimentos com IG baixo, como maçã, são tartarugas quando comparados àqueles com IG alto, as lebres da história – decompõem-se no trato digestivo de modo lento e uniforme. Não provocam uma elevação repentina do açúcar no sangue, mas, assim como a tartaruga, fazem com que os níveis de insulina permaneçam no seu curso, prolongando a sensação de saciedade. Portanto, se você quiser perder peso, atenha-se a alimentos com IG baixo.

No entanto, o fato de um alimento ter IG baixo não o torna necessariamente desejável. Há outro fator crítico que determina se ele nos permitirá emagrecer: seu conteúdo calórico. É a utilização de alimentos com IG baixo e poucas calorias, ou seja, com pouco açúcar e pouca gordura, o que diferencia a Dieta do Índice Glicêmico. Os que apresentam essas duas características proporcionam uma sensação de saciedade maior do que aqueles com IG alto e ricos em calorias. Mais adiante neste livro, forneço uma tabela abrangente, na qual são identificados os alimentos que nos fazem engordar e os que favorecem o emagrecimento, e acredite: estes últimos são muito saborosos. Existem diversas opções deliciosas, e você nem sequer terá a impressão de que está de dieta. Se quiser mais informações sobre o índice glicêmico, visite o site da Sociedade Brasileira de Diabetes: http://www.diabetes.org.br/index.php.

Já mencionei os dois fatores principais que contribuem para o IG de um alimento: o grau de processamento ao qual ele é submetido antes de ser digerido e a quantidade de fibras que possui. No entanto, existem outros dois componentes importantes que inibem a rápida decomposição dos alimentos no sistema digestivo: gordura e proteína. A influência de ambos pode levar a resultados surpreendentes e confusos. O IG do leite integral, por exemplo, é inferior ao do leite desnatado. A gordura, como as fibras, atua como um freio no processo digestivo. Quando combinada a outros alimentos, torna-se uma barreira aos sucos gástricos. Além disso, informa ao cérebro que a pessoa está satisfeita e não necessita ingerir mais comida. Ainda assim, sabemos que muitas gorduras são prejudiciais ao coração e contêm o dobro das calorias por grama em relação aos carboidratos e à proteína. Como a proteína também torna o processo digestivo mais lento, vou analisá-la mais detalhadamente a seguir.

Resumindo:

1. Alimentos com IG baixo são digeridos mais lentamente, prolongando a sensação de saciedade.
2. Manter os níveis de insulina baixos inibe a formação de gordura e auxilia a conversão da gordura de volta em energia.
3. O segredo para emagrecer é ingerir alimentos com IG baixo e com poucas calorias.

## Proteína

Assim como no caso das gorduras, foram divulgadas muitas informações equivocadas e sem sentido sobre a proteína e seu papel na alimentação. Durante muito tempo, nutricionistas e endocrinologistas não acreditavam que ela pudesse ter influência sobre o controle do peso. Foi então que, na década de 1970, as dietas baseadas nesse componente alimentar entraram na moda. Esses regimes promoviam o consumo de todos os tipos de proteína e gordura e a eliminação dos carboidratos. Embora hoje esse método esteja de volta, já sabemos que é prejudicial à saúde e não contribui para reduzir as células de gordura. As dietas ricas em proteína têm sido criticadas por médicos e nutricionistas.

A proteína constitui uma parte essencial da alimentação. Metade do peso seco do organismo é composto por ela, ou seja, os músculos, os órgãos, a pele e os cabelos. Esse componente alimentar é necessário para construir e reparar os tecidos orgânicos e está presente em quase todas as reações metabólicas.

A proteína também é muito mais eficaz do que os carboidratos e a gordura porque satisfaz a fome. Como prolonga a sensação de saciedade e nos ajuda a ficar atentos, é importante incorporá-la às refeições e aos lanches em alguma de suas formas. É essencial, porém, prestar atenção no tipo de proteína consumido. A proteína é encontrada em diversos alimentos, tanto de origem animal quanto de origem vegetal, e não apenas na carne vermelha e no leite integral e seus derivados, que são ricos em gordura saturada – a gordura prejudicial.

Sendo assim, que tipo de proteína deve ser incorporado à dieta? Opte por aqueles com pouca gordura: carnes magras e carnes das quais toda a gordura visível foi eliminada; aves sem pele; peixe fresco, enlatado ou congelado (evite os que são preparados com farinha de trigo, que invariavelmente são gordurosos); laticínios sem gordura, como leite desnatado (você acabará se acostumando ao sabor dele depois de algumas semanas); iogurte diet (procure as marcas adoçadas artificialmente, pois muitos fabricantes aumentam o açúcar ao reduzir a gordura) e queijo cottage light; ovos com ômega-3; tofu; soja e proteína em pó do soro do leite (*whey*), excelente para salpicar sobre a comida. Para surpresa de muitas pessoas, a melhor fonte de proteína pode muito bem ser o humilde feijão. Esse alimento é rico em proteína e fibras, tem baixo teor de gordura e decompõe-se lentamente no sistema digestivo, prolongando a sensação de saciedade. Além disso, pode ser acrescentado a pratos como sopas e saladas, elevando seu conteúdo de proteína e fibras. As nozes também constituem uma ótima fonte desse componente alimentar, com uma boa quantidade de gordura monoinsaturada. No entanto, uma vez que elas são ricas em gordura, procure consumi-las em quantidades limitadas.

É importante dividir a quantidade diária de proteína entre todas as refeições. Freqüentemente tomamos um café da manhã rápido – um simples café com pão –, sem nenhuma proteína. Às vezes o almoço não é muito melhor: um prato de massa com hortaliças ou uma salada verde com pão de alho. Onde está a proteína? O típico lanche da tarde, com biscoito, fruta ou bolo, não contém um único grama desse componente alimentar. Em geral, só nos lembramos de incluí-lo no jantar, e, normalmente, na quantidade recomendada para o dia inteiro, talvez um pouco mais. Como a proteína é essencial para o cérebro, fornecendo aminoácidos para os neurotransmissores, que transportam as mensagens cerebrais, é melhor ingeri-la durante o dia, e não à noite. Seu consumo deixa a mente alerta e ativa, preparando-a para as atividades que tem pela frente. Por isso, como eu disse antes, a melhor solução é dividir o consumo de proteína ao longo do dia, pois assim você se manterá bem-disposto e prolongará a sensação de saciedade.

Agora que você já sabe como os carboidratos, as gorduras e a proteína funcionam no sistema digestivo e por que engordamos, vou usar a ciência para elaborar o plano alimentar que o fará emagrecer. Antes, porém, é necessário verificar quantos quilos você deve perder.

Resumindo:

1. É necessário que haja sempre alguma proteína em suas refeições e lanches.
2. Coma apenas proteína magra – de preferência, proteínas de fontes animais e vegetais.

## Capítulo 2

# Quantos quilos devo perder?

Nesta época de supermodelos e celebridades excessivamente magras, é fácil perder de vista o conceito de peso saudável. A pele, os ossos, os órgãos, os cabelos – tudo em nós contribui para nosso peso total. A única parte que podemos reduzir é o excesso de gordura, e é isso o que temos que calcular.

Foram desenvolvidas diversas técnicas com esse propósito: de apertar a pele para medir o percentual de gordura corporal (o que pode produzir resultados equivocados) a fórmulas e tabelas tão complicadas que sua interpretação exige avançadas habilidades matemáticas. O método tradicional, que relaciona o peso diretamente à altura, não nos diz quanto temos exatamente de gordura ao redor da cintura, dos quadris e das coxas, e essa é a informação de que de fato necessitamos. Por isso, o melhor método a adotar é o do índice de massa corporal, ou IMC. Apresento a seguir uma tabela com os valores do IMC que é muito fácil de usar. Para consultá-la, basta encontrar sua altura na coluna da esquerda e identificar seu peso na linha correspondente. O número que aparece no alto da coluna indica seu índice aproximado de massa corporal, uma estimativa da proporção de gordura que você possui no corpo.

Você também pode utilizar uma fórmula simples para obter seu IMC: divida seu peso pelo quadrado da sua altura. Por exemplo, se você mede 1,75m e pesa 85kg, multiplique

$$1{,}75 \times 1{,}75 = 3{,}062$$

e depois divida o peso por esse resultado, ou seja,

$$85 / 3{,}062 = 27{,}75$$

## índice de massa corporal (IMC)

Peso (quilos)

| Altura (metros) | 19 | 20 | 21 | 22 | 23 | 24 | 25 | 26 | 27 | 28 | 29 | 30 | 35 | 40 |
|---|---|---|---|---|---|---|---|---|---|---|---|---|---|---|
| 1,50 | 42 | 44 | 47 | 49 | 51 | 53 | 56 | 58 | 60 | 62 | 65 | 67 | 78 | 89 |
| 1,51 | 43 | 45 | 47 | 50 | 52 | 54 | 56 | 59 | 61 | 63 | 65 | 68 | 79 | 91 |
| 1,52 | 43 | 46 | 48 | 50 | 52 | 55 | 57 | 59 | 62 | 64 | 66 | 69 | 80 | 92 |
| 1,53 | 44 | 46 | 48 | 51 | 53 | 56 | 58 | 60 | 63 | 65 | 67 | 70 | 81 | 93 |
| 1,54 | 45 | 47 | 49 | 51 | 54 | 56 | 59 | 61 | 63 | 66 | 68 | 70 | 82 | 94 |
| 1,55 | 45 | 47 | 50 | 52 | 55 | 57 | 59 | 62 | 64 | 67 | 69 | 71 | 83 | 95 |
| 1,56 | 46 | 48 | 50 | 53 | 55 | 58 | 60 | 63 | 65 | 67 | 70 | 72 | 84 | 97 |
| 1,57 | 46 | 49 | 51 | 53 | 56 | 58 | 61 | 63 | 66 | 68 | 71 | 73 | 86 | 98 |
| 1,58 | 47 | 49 | 52 | 54 | 57 | 59 | 62 | 64 | 67 | 69 | 72 | 74 | 87 | 99 |
| 1,59 | 47 | 50 | 52 | 55 | 57 | 60 | 62 | 65 | 67 | 70 | 73 | 75 | 88 | 100 |
| 1,60 | 48 | 50 | 53 | 56 | 58 | 61 | 63 | 66 | 68 | 71 | 73 | 76 | 89 | 102 |
| 1,61 | 48 | 51 | 54 | 56 | 59 | 61 | 64 | 67 | 69 | 72 | 74 | 77 | 90 | 103 |
| 1,62 | 49 | 52 | 54 | 57 | 60 | 62 | 65 | 67 | 70 | 73 | 75 | 78 | 91 | 104 |
| 1,63 | 50 | 52 | 55 | 58 | 60 | 63 | 66 | 68 | 71 | 74 | 76 | 79 | 92 | 105 |
| 1,64 | 50 | 53 | 56 | 58 | 61 | 64 | 66 | 69 | 72 | 74 | 77 | 80 | 93 | 107 |
| 1,65 | 51 | 54 | 56 | 59 | 62 | 64 | 67 | 70 | 73 | 75 | 78 | 81 | 94 | 108 |
| 1,66 | 51 | 54 | 57 | 60 | 63 | 65 | 68 | 71 | 74 | 76 | 79 | 82 | 96 | 109 |
| 1,67 | 52 | 55 | 58 | 60 | 63 | 66 | 69 | 72 | 74 | 77 | 80 | 83 | 97 | 111 |
| 1,68 | 53 | 56 | 58 | 61 | 64 | 67 | 70 | 72 | 75 | 78 | 81 | 84 | 98 | 112 |
| 1,69 | 53 | 56 | 59 | 62 | 65 | 68 | 70 | 73 | 76 | 79 | 82 | 85 | 99 | 113 |
| 1,70 | 54 | 57 | 60 | 63 | 66 | 68 | 71 | 74 | 77 | 80 | 83 | 86 | 100 | 115 |
| 1,71 | 55 | 58 | 60 | 63 | 66 | 69 | 72 | 75 | 78 | 81 | 84 | 87 | 101 | 116 |
| 1,72 | 55 | 58 | 61 | 64 | 67 | 70 | 73 | 76 | 79 | 82 | 85 | 88 | 103 | 117 |
| 1,73 | 56 | 59 | 62 | 65 | 68 | 71 | 74 | 77 | 80 | 83 | 86 | 89 | 104 | 119 |
| 1,74 | 57 | 60 | 63 | 66 | 69 | 72 | 75 | 78 | 81 | 84 | 87 | 90 | 105 | 120 |
| 1,75 | 57 | 60 | 63 | 66 | 69 | 72 | 76 | 79 | 82 | 85 | 88 | 91 | 106 | 121 |
| 1,76 | 58 | 61 | 64 | 67 | 70 | 73 | 76 | 79 | 83 | 86 | 89 | 92 | 107 | 123 |
| 1,77 | 58 | 62 | 65 | 68 | 71 | 74 | 77 | 80 | 84 | 87 | 90 | 93 | 109 | 124 |
| 1,78 | 59 | 62 | 65 | 69 | 72 | 75 | 78 | 81 | 84 | 88 | 91 | 94 | 110 | 126 |
| 1,79 | 60 | 63 | 66 | 69 | 73 | 76 | 79 | 82 | 85 | 89 | 92 | 95 | 111 | 127 |
| 1,80 | 60 | 64 | 67 | 70 | 73 | 77 | 80 | 83 | 86 | 90 | 93 | 96 | 112 | 128 |
| 1,81 | 61 | 64 | 68 | 71 | 74 | 77 | 81 | 84 | 87 | 91 | 94 | 97 | 114 | 130 |
| 1,82 | 62 | 65 | 68 | 72 | 75 | 78 | 82 | 85 | 88 | 92 | 95 | 98 | 115 | 131 |
| 1,83 | 62 | 66 | 69 | 73 | 76 | 79 | 83 | 86 | 89 | 93 | 96 | 99 | 116 | 133 |
| 1,84 | 63 | 67 | 70 | 73 | 77 | 80 | 83 | 87 | 90 | 94 | 97 | 100 | 117 | 134 |
| 1,85 | 64 | 67 | 71 | 74 | 78 | 81 | 84 | 88 | 91 | 95 | 98 | 101 | 119 | 136 |
| 1,86 | 65 | 68 | 71 | 75 | 78 | 82 | 85 | 89 | 92 | 96 | 99 | 103 | 120 | 137 |
| 1,87 | 65 | 69 | 72 | 76 | 79 | 83 | 86 | 90 | 93 | 97 | 100 | 104 | 121 | 139 |
| 1,88 | 66 | 69 | 73 | 76 | 80 | 84 | 87 | 91 | 94 | 98 | 101 | 105 | 122 | 140 |
| 1,89 | 67 | 70 | 74 | 77 | 81 | 84 | 88 | 92 | 95 | 99 | 102 | 106 | 124 | 142 |
| 1,90 | 67 | 71 | 75 | 78 | 82 | 85 | 89 | 93 | 96 | 100 | 103 | 107 | 125 | 143 |

Os valores de IMC inferiores a 18,5 estão na categoria abaixo do peso. Os que se encontram na faixa de 25 a 29,9 recebem a classificação acima do peso. Aqueles que são superiores a 30 indicam obesidade. No entanto, se você tiver menos de 1,52m de altura, for idoso ou muito musculoso (como os fisiculturistas), esses índices não se aplicam ao seu caso.

O IMC ideal para as mulheres deve estar entre 19 e 24; no caso dos homens, entre 20 e 25. Essas faixas são bastante generosas, e sua meta deve ser voltar-se para a extremidade mais baixa, mantendo-se por volta de 22, no caso das mulheres, e em torno de 23, no caso dos homens. Sendo assim, posicione o dedo sobre o IMC 22 ou 23 e deslize-o até chegar ao valor correspondente à sua altura, listado na lateral esquerda. O número que se encontrar nessa interseção é o peso que você precisa alcançar para ter o IMC ideal.

Vejamos alguns exemplos. Maria tem 1,67m e pesa 73kg, portanto seu IMC é 26, quatro números acima da meta, 22. Isso mostra que ela precisa perder 12kg para atingir o IMC desejado para sua altura, ou seja, ficar com 61kg. Carlos tem 1,85m e pesa 88kg. Seu IMC também é 26, mas ele necessita perder 10kg para alcançar o IMC 23 e ficar com 78kg.

Outra medida importante é a da circunferência da cintura. Ela indica o nível de gordura abdominal, o que é importante para a saúde, sobretudo para a saúde cardíaca. As pessoas com um abdômen muito grande – as que têm o corpo em forma de maçã, de acordo com a descrição feita pelos médicos – correm um risco maior de desenvolver doenças cardiovasculares e diabetes do tipo 2 (veja o capítulo 8). Para fazer essa medição, basta passar a fita métrica em torno da cintura, um pouco acima do umbigo. Não ceda à tentação de encolher a barriga. Fique numa posição relaxada e não aperte demais a pele com a fita métrica. Valores de 90cm ou mais para as mulheres e a partir de 101cm para os homens indicam risco.

Os quilos que Maria e Carlos precisam perder – 12kg e 10kg, respectivamente – correspondem à gordura, são seus depósitos de energia. Para emagrecer, eles têm que acessar e reduzir as células de gordura. Mas como extrair energia dessas células? Consumindo menos calorias do que o organismo necessita. Isso forçará o corpo a começar a usar seus depósitos de gordura para compensar a limitação. O fato é que não conheço ninguém que goste de ouvir falar nisso, principalmente quem já fez várias dietas. No entanto, a não ser que você esteja no grupo das pessoas abençoadas cujos metabolismo e genética lhes permitem comer o que bem entendem sem engordar nem sequer um grama – e, nesse caso, por que estaria lendo este livro? –, você, assim como eu, é um mero mortal condenado à inevitável equação. Mas não fique desanimado: é fácil reduzir a ingestão calórica diária sem passar fome e sem ter que calcular cada uma das calorias que você coloca na boca. Basta ingerir alimentos com IG baixo e ajustar a proporção de carboidratos, gorduras e proteínas na sua alimentação.

Enfim, todos os alimentos são uma fonte de energia para o corpo, e a energia é medida em calorias. Um adulto gasta, em média, de 1,5 mil a 3 mil calorias por dia, dependendo do seu nível de atividade, da sua taxa de metabolismo e do seu peso corporal. Há décadas, a orientação geral é que as pessoas extraiam 55% das calorias dos carboidratos, 30% das gorduras e 15% das proteínas. Porém, com o avanço das pesquisas na área de nutrição e funcionamento do sistema digestivo, essas proporções vêm sendo questionadas por muitos médicos e nutricionistas. Eu também recomendo um pequeno ajuste nesses percentuais. A indicação de extrair 55% das calorias dos carboidratos persiste, mas sugiro que você ingira menos gordura e um pouco mais de proteína do que é proposto pela orientação tradicional. Um estudo realizado pela Harvard School of Public Health com 80 mil mulheres concluiu que o consumo de um nível moderadamente alto de proteína (24%) é benéfico para a saúde cardíaca. Além disso, quanto mais uma pessoa se exercita, mais ela precisa desse componente alimentar. Os atletas necessitam do dobro de proteína em relação aos não-atletas. Embora eu certamente não espere que você se torne um desportista, estimulo-o, no capítulo 7, a praticar mais exercícios.

Agora já temos as proporções que o ajudarão a perder os quilos extras. Na teoria está tudo bem, mas... e na prática? É exatamente disso que trata o restante do livro: o quê, quando e quanto comer. Prometi fornecer um plano alimentar simples que se ajuste ao mundo em que vivemos e vou cumprir a promessa. O plano divide-se em duas fases: na Fase 1, você deverá reduzir a ingestão calórica, queimar o excesso de células de gordura e emagrecer para atingir o peso ideal. Essa fase dura de três a seis meses e se baseia num cálculo matemático muito simples. Cerca de 500g de gordura contêm aproximadamente 3,6 mil calorias. Para eliminar essa quantidade de gordura em uma semana, a ingestão calórica deve ser reduzida em cerca de 500 calorias diárias (500 x 7 = 3,5 mil calorias). Assim, serão necessárias 20 semanas para perder em torno de 10kg. Vejamos um exemplo: João pesa 80kg e quer se ver livre de 9kg. Para perder cerca de 500g por semana, ele terá que reduzir sua ingestão calórica semanal em 3,5 mil calorias. Assim, levará 18 semanas para emagrecer os 9kg desejados. A tabela na página 36 apresenta a relação Peso Atual – Peso Desejado – Semanas até Atingir o Peso Desejado, de acordo com a Dieta do Índice Glicêmico.

Vinte semanas lhe parece muito tempo? Compare-as com o resto da sua vida. O que são cinco meses diante dos muitos anos posteriores em que você ficará magro? Não estou falando de uma dieta da moda – esses métodos não funcionam. A Dieta do Índice Glicêmico é uma estrada saudável e certa para o controle permanente do peso.

Incluí esses dados para ajudá-lo a entender a dieta e seu funcionamento. Mas não quero que você pense que terá que viver fazendo cálculos. Não é necessário, todos eles já foram realizados. Basta que você analise minhas orientações alimentares, que listam os alimentos em três categorias baseadas nas cores de um sinal de trânsito. Os que se encontram na categoria sinal vermelho, ou "pare", são ricos em gorduras e têm IG alto, como bacon, batata e *tortellini* de queijo, que devem ser evitados. O organismo os digere com tanta rapidez que não vale a pena consumi-los. Os alimentos da categoria sinal amarelo, ou "atenção", devem ser ingeridos com cautela. Por exemplo, müsli, milho e banana elevam o nível de insulina a um ponto tal que não haverá perda de peso; por isso, também devem ser deixados de lado durante a Fase 1. Os alimentos que o ajudarão a emagrecer estão relacionados na categoria sinal verde, ou "siga em frente", entre os quais o arroz *basmati* e a uva. Integre-os às suas refeições e você verá seu peso diminuir na balança.

**Cálculo do tempo aproximado para atingir o peso desejado**
**(com base numa redução de cerca de 10% do peso)**

| Peso Atual | Peso Desejado | Semanas até atingir o Peso Desejado |
|---|---|---|
| 60 | 54 | 12 |
| 65 | 58,5 | 13 |
| 68 | 61 | 14 |
| 72 | 64,5 | 15 |
| 77 | 69 | 16 |
| 82 | 70,5 | 17 |
| 86 | 77 | 18 |
| 91 | 81,5 | 19 |
| 95 | 85 | 20 |
| 100 | 89,5 | 21 |
| 104 | 93 | 22 |
| 108 | 96,5 | 23 |
| 113 | 101 | 24 |

Quando você alcançar o IMC desejado, estará na hora de passar à Fase 2. Nessa etapa, a ingestão e a queima de calorias estarão equilibrados. Você não estará mais tentando emagrecer, por isso pode voltar a ingerir alimentos da categoria sinal amarelo de vez em quando. A essa altura, se dedicará apenas a manter o novo peso. Parece simples? E é. Então vamos lá!

Resumindo:

1. Defina metas realistas. No caso das mulheres, a meta ideal deve ser o IMC 22; no caso dos homens, o IMC 23.
2. Na Fase 1 da Dieta do Índice Glicêmico, você terá que reduzir o número de calorias que consome ajustando a ingestão calórica e incluindo apenas alimentos com pouca gordura e com IG baixo.
3. Quando você atingir o IMC desejado, dará início à Fase 2 da Dieta do Índice Glicêmico, que equilibra as calorias consumidas com as calorias gastas.

CAPÍTULO 3

# Fase 1

Antes de seguir em frente, tenho uma tarefa para você. Tente se lembrar do que comeu nos últimos sete dias e preencha as colunas do quadro na página 39. Esse exercício servirá para lhe mostrar a realidade e também será um parâmetro de comparação ou ponto de partida para a elaboração do seu programa da Dieta do Índice Glicêmico. Mais adiante no livro pedirei a você que volte a essa página e recorde-se do que ingeriu na última semana. Na minha opinião, você vai considerar a mudança muito interessante e até reveladora.

| | CAFÉ DA MANHÃ | | ALMOÇO | | JANTAR | | LANCHES | |
|---|---|---|---|---|---|---|---|---|
| Dia | Atual | Dieta do IG | Atual | Dieta do IG | Atual | Dieta do IG | Atual | Dieta do IG |
| SEGUNDA | | | | | | | | |
| TERÇA | | | | | | | | |
| QUARTA | | | | | | | | |
| QUINTA | | | | | | | | |
| SEXTA | | | | | | | | |
| SÁBADO | | | | | | | | |
| DOMINGO | | | | | | | | |

Agora que você já conhece a teoria e a ciência da Dieta do Índice Glicêmico, é hora de colocar o programa em prática. Lembro que a Fase 1 é aquela em que ocorre a perda de peso mais acentuada, portanto suas refeições e seus lanches estarão limitados a alimentos com IG baixo e com pouca gordura, que denominaremos alimentos da categoria sinal verde. Na maior parte dos casos, você pode ingeri-los na quantidade que desejar. Comer muitas vezes durante o dia é importante nessa fase – esta não é uma dieta de privações. Então, não deixe seu sistema digestivo parado. O ditado "A mente ociosa é a oficina do diabo" também se aplica ao estômago. Enquanto seu sistema digestivo estiver ocupado processando os alimentos e fornecendo constantemente energia ao cérebro, você não sentirá necessidade de beliscar petiscos calóricos.

Não pule o café da manhã. As pessoas que abrem mão dessa refeição ficam com o estômago vazio desde o jantar até o almoço do dia seguinte – muitas vezes, mais de 16 horas. Não é de espantar que se empanturrem no almoço e procurem algo doce para comer no meio da tarde, quando já estão sem energia. Faça sempre três refeições diárias – café da manhã, almoço e jantar – que contenham aproximadamente a mesma quantidade de energia (calorias), além de até três lanches. *Nunca use açúcar*. Se sentir falta do sabor doce, utilize adoçante. E, como os líquidos parecem não suprir nossos mecanismos de saciedade, não desperdice sua cota de calorias com bebidas alcoólicas. Escolha sempre água, leite desnatado e outras opções com poucas calorias ou sem calorias.

Então, o que você pode comer? Vou tratar primeiro do café da manhã. A tabela a seguir relaciona alimentos dessa refeição nas três categorias de cores especificadas. O apêndice I apresenta uma lista mais completa.

## Café da manhã

| | SINAL VERMELHO | SINAL AMARELO | SINAL VERDE |
|---|---|---|---|
| **PROTEÍNA** | | | |
| **Carnes e Ovos** | Bacon | Lombinho canadense | Presunto sem gordura |
| | Salsicha | | Ovos com ômega-3 |
| **Laticínios** | Leite (integral) | Leite (semidesnatado) | Leite (desnatado) |
| | Queijo | Requeijão (light) | Queijo (light) |
| | Iogurte (integral) | Iogurte (light) | Iogurte de fruta (light e diet) |
| | Queijo cottage (integral) | Sour cream light (veja a receita na página 77) | Queijo cottage (light) |
| | Creme de leite | | *Buttermilk* (veja a receita na página 77) |
| **Outros** | | | Proteína de soja ou proteína em pó do soro do leite (*whey*) |
| **CARBOIDRATOS** | | | |
| **Cereais** | Todos os cereais, exceto os incluídos nas categorias sinal amarelo e sinal verde | Flocos de trigo | Mingau (feito com aveia em flocos grandes) |
| | Granola | | All-Bran |
| | Müsli (industrializado) | | Müsli feito em casa (veja a receita na página 74) |
| | | | Farelo de aveia |
| **Pães/ Grãos** | Pão branco | Pães de grãos integrais* | Pães de trigo integral com grãos moídos em moinho de pedra* |
| | *Bagel* | | *Muffins* de farelo de aveia com maçã (veja a receita na página 87) |
| | Baguete | | Barras de granola feitas em casa (veja a receita na página 88) |
| | Croissant | | Pão *pumpernickel** |
| | *Donut* | | |
| | *Muffin* | | |
| | Panqueca/Waffle | | |
| | Biscoitos | | |

*Apenas 1 fatia por porção.

| | SINAL VERMELHO | SINAL AMARELO | SINAL VERDE |
|---|---|---|---|
| **Frutas** | Todas as frutas desidratadas | Passas | Maçã |
| | Todas as frutas em calda | Banana | Pêssego |
| | Melão | Coquetel de frutas (suco) | Pêra |
| | Damasco | | Laranja |
| | | | Grapefruit |
| | | | Ameixa |
| | | | Uva |
| **Sucos** | Melancia | Maçã (sem açúcar) | Coma a fruta em vez de beber o suco |
| | Ameixa | Grapefruit (sem açúcar) | |
| | Todos os sucos com açúcar | Laranja (sem açúcar) | |
| | Todas as bebidas à base de frutas | Pêra (sem açúcar) | |
| **Hortaliças*** | Batata | | A maioria das hortaliças* |
| **GORDURAS** | | | |
| | Manteiga | Margarina Qualy (sem gordura trans) | Margarina Qualy (light, sem gordura trans)** |
| | Óleo de coco e azeite-de-dendê | Óleo vegetal | Óleo de canola** |
| | | | Azeite de oliva** |
| | Margarina cremosa | | Amêndoa** |
| | Gordura vegetal hidrogenada | | Avelã** |

*Consulte o apêndice I para ver a lista completa.

**Use com moderação.

### Sucos/Frutas

- Prefira a fruta inteira ao seu suco, que, por ser processado, é digerido mais rapidamente do que ela. Os diabéticos que sofrem uma crise de insulina e apresentam um estado de hipoglicemia (pouco açúcar no sangue) costumam receber suco de laranja, a maneira mais rápida de colocar glicose em sua corrente sangüínea. Um copo de suco tem duas vezes e meia mais calorias do que uma laranja inteira.

### Cereais

- A aveia em flocos grandes ou de cozimento lento é a melhor opção por dois motivos: o mingau feito com ela permanece no estômago durante toda a manhã e é ótimo para o coração, pois reduz o colesterol. (No microondas, o tempo de cozimento é de apenas três minutos.) O farelo de aveia também é excelente.
- Entre os cereais, procure os produtos ricos em fibras – aqueles que contenham pelo menos 10g de fibras em cada porção. A quantidade é geralmente mencionada na embalagem.
- Os cereais ricos em fibras são a base à qual se podem acrescentar frutas, nozes e iogurte.

### Laticínios

- O leite desnatado deve ser a opção de bebida. Eu tinha um verdadeiro problema com esse alimento, tanto misturado ao cereal quanto puro, mas insisti. Passei do leite integral para o semidesnatado e deste para o desnatado. Para mim, hoje o leite desnatado parece um creme.
- O iogurte é uma maravilha, no entanto opte pelas versões com pouca ou nenhuma gordura e, o que também é importante, escolha os que são adoçados artificialmente. (O aspar-

tame é o adoçante mais usado.) Os iogurtes naturais light têm quase o dobro das calorias encontradas na variedade com aspartame. (Houve uma quantidade considerável de publicidade negativa, provocada principalmente pelo setor açucareiro, a respeito dos adoçantes artificiais. Isso desencadeou a realização de uma série de estudos sobre esses produtos em todo o mundo, e nenhum deles mostrou que os adoçantes causam quaisquer riscos à saúde a longo prazo. Eles são seguros e valiosos para o controle das calorias. Mas, como no caso de muitos alimentos, não exagere.)

- O queijo cottage é uma fonte excelente e completa de proteína. Mais uma vez, procure a variedade light. Acrescente frutas frescas ou geléias de frutas diet para dar sabor.
- Use outros produtos derivados do leite com bastante moderação. Evite a maioria dos queijos como se fossem pragas – seu alto índice de gordura saturada vai direto para as artérias. O setor de laticínios tem muito a explicar no que diz respeito à nossa saúde. Se você adora esse alimento, então escolha um que contenha pouca gordura – preferencialmente o cottage light, o minas light e a mussarela light.

### Pães

- Opte pelos pães integrais feitos com grãos moídos em moinho de pedra, os de grãos integrais e os de centeio escuro. Mais uma vez: a fibra é um ingrediente importante. Procure consumir pães com 5g de fibras por porção (duas fatias). A característica "moídos em moinho de pedra" é relevante porque a pedra mói o grão de maneira mais grosseira do que os cilindros de aço usados para processar a maioria das farinhas. Quanto mais rudimentar é o moedor, menos as fibras são separadas e menor o IG do alimento.

### Ovos

- Prefira os ovos com ômega-3, que têm menos colesterol e gordura do que os ovos comuns e são ótimos itens da lista dos permitidos. São encontrados nos supermercados.

### Margarinas/Geléias

- Não use manteiga. As mais modernas marcas de margarina (como a Qualy), que oferecem versões sem gorduras hidrogenadas, ou trans, são aceitáveis, e suas versões light, ainda mais.
- Quanto às geléias de frutas, escolha as versões diet. O sabor é bom e a quantidade de calorias é mínima.

### Bacon

- Sinto muito, mas o bacon é um alimento proibido. As alternativas aceitáveis são o lombinho canadense, o presunto sem gordura e o peito de peru.

### Café/Chá

- O ideal é o café descafeinado (veja a página 63). Nunca use açúcar e prefira o leite semidesnatado ou o desnatado.

## Almoço

Hoje a maior parte das pessoas almoça fora de casa, por isso essa refeição pode ser a mais problemática de todas, considerando os limites de tempo, orçamento e alimentos disponíveis. No entanto, existem orientações práticas que você pode seguir para alimentar-se de forma saudável.

| | SINAL VERMELHO | SINAL AMARELO | SINAL VERDE |
|---|---|---|---|
| **PROTEÍNA** | | | |
| **Carnes e Ovos** | Cachorro-quente | Cordeiro (cortes magros) | Todos os tipos de peixe frescos, congelados ou conservados em água (preparados sem farinha de trigo) |
| | Hambúrguer | Carne de porco (cortes magros) | Carne bovina (cortes magros) |
| | Carne moída (comum) | Carne moída (magra) | Presunto sem gordura |
| | Salsicha | | Peito de frango (sem pele) |
| | Carnes processadas | | Peito de peru (sem pele) |
| | | | Vitela |
| | | | Carne moída (extramagra) |
| | | | Ovos com ômega-3 |
| **Laticínios** | Leite (integral) | Leite (semidesnatado) | Leite (desnatado) |
| | Queijo | Queijo (light) | Queijo cottage (light) |
| | Iogurte (integral) | Iogurte (light) | Iogurte de fruta (light e diet) |
| | Queijo cottage (integral) | Requeijão (light) | Sorvete (light e diet) |
| | Requeijão | | |
| **CARBOIDRATOS** | | | |
| **Pães/ Grãos** | Pão branco | Pães integrais* | Trigo integral 100% moído em moinho de pedra* |

*1 fatia por porção.

| | SINAL VERMELHO | SINAL AMARELO | SINAL VERDE | |
|---|---|---|---|---|
| | Baguete/Croissant | Massas comuns (*fettuccine, penne, linguine, vermicelli,* espaguete)** | Massas de trigo integral** | |
| | Arroz (grãos pequenos, branco, instantâneo) | | Arroz (*basmati*, selvagem, integral, de grãos longos) | |
| | Panqueca/Waffle | | Pão *pumpernickel* | |
| | Bolos/Biscoitos | | | |
| | *Muffin/Donut* | | | |
| | Nhoque | | | |
| | Macarrão instantâneo | | | |
| | Ravióli de queijo | | | |
| | *Tortellini* de queijo | | | |
| | Pizza | | | |
| | Pão de hambúrguer | | | |
| **Frutas/ Hortaliças** | Batata | Milho | Aspargo | Aipo |
| | Fava | Banana | Brócolis | Cebola |
| | Melão | Damasco | Couve-flor | Cogumelo |
| | Todas as frutas desidratadas | Kiwi | Vagem-manteiga | Vagem |
| | | Abacaxi | Ervilha | Ervilha-torta |
| | | Mamão-papaia | Abobrinha | Espinafre |
| | | | Berinjela | Repolho |
| | | | Alface | Tomate |
| | | | Pepino | Pimentão |
| | | | Azeitona*** | Pepino |
| | | | Picles | Maçã |
| | | | Laranja | Pêra |
| | | | Grapefruit | Pêssego |
| | | | Ameixa | |
| | | | Frutas vermelhas (morango, framboesa) | |

**Limite as porções.
***Use com moderação.

| | SINAL VERMELHO | SINAL AMARELO | SINAL VERDE |
|---|---|---|---|
| **GORDURAS** | | | |
| | Manteiga | Margarina Qualy (sem gordura trans) | Margarina Qualy (light, sem gordura trans)* |
| | Margarina cremosa | A maioria dos azeites de nozes | Óleo de canola* |
| | Óleo de coco e azeite-de-dendê | Óleo vegetal | Azeite de oliva* |
| | Gordura vegetal hidrogenada | Maionese (light) | Amêndoa* |
| | Maionese | | Maionese (sem gordura) |
| | Molhos para salada (comuns) | | Molhos para salada (sem gordura) |
| **SOPAS** | | | |
| | Todas as sopas preparadas com creme de leite | Lentilha | Sopas preparadas com feijão, hortaliças ou massas de trigo integral |
| | Ervilha partida | Tomate | |
| | Ervilha fresca | Macarrão instantâneo | |

*Use com moderação.

## Pão

- Embora os sanduíches tenham se tornando uma opção de almoço rápido bastante comum nas grandes cidades, eles costumam ter IG alto e muitas calorias. Em todo caso, não é por isso que você precisa eliminá-los da sua alimentação. Para reduzir seu impacto sobre o peso, escolha os que são preparados com pão de trigo integral ou com cereais integrais. Depois, dispense a fatia de cima do pão e coma o sanduíche aberto. Atenção com a maionese – muitas vezes ela está escondida no ovo, no frango e na salada de atum. Peça sempre o sanduíche sem esse ingrediente, a não ser que a maionese seja light ou sem gordura. Também não deixe que usem manteiga nem margarina. Pasta de grão-de-bico ou mostarda são ótimas alternativas.

### Fast-food

- A resposta simples para a pergunta "Devo comer comida de lanchonete no almoço?" é NÃO. Com algumas exceções, esses alimentos são riquíssimos em gordura saturada e calorias e muito pobres em fibras. Por exemplo: um sanduíche Quarteirão com Queijo contém quase 500 calorias e mais da metade da cota diária de gordura. O simples fato de você ficar diante de hambúrgueres, batatas fritas e milk-shakes tentadores torna os desafios ainda mais difíceis – portanto, mantenha-se longe deles, se possível. Posso garantir que, quando você já estiver seguindo a Dieta do Índice Glicêmico por alguns meses, a simples menção de comida do tipo fast-food o deixará sem apetite.

  Se suas alternativas forem limitadas, veja como se movimentar com sucesso no campo minado da gastronomia.

**Hambúrgueres:** dispense a fatia de cima do pão e peça o hambúrguer sem queijo e sem bacon. Prefira a versão mais simples possível.

**Batata frita:** PROIBIDA. Uma batata frita média do McDonald's contém 17g de gordura (principalmente saturada), cerca de 50% de sua cota diária permitida.

**Milk-shakes:** PROIBIDOS. A gordura saturada e os níveis de caloria que eles contêm são inacreditáveis.

**Saladas:** estão liberadas, mas tome cuidado com os molhos – use os light, que têm 1/3 das calorias dos molhos comuns. Não sendo possível, opte pelo azeite de oliva e o vinagre. Peça o molho separadamente, para poder controlar a quantidade. Evite a salada Caesar, pois o molho é rico em gordura e pode ser desastroso.

*Wrap*: essa é uma alternativa ao sanduíche tradicional. Pergunte se o pão árabe usado no sanduíche pode ser dividido em dois.

**Sanduíche Submarino:** peça o sanduíche no pão de trigo integral, mas coma-o aberto e dispense a fatia de cima. Evite o queijo e a maionese, a não ser que sejam light ou sem gordura.

**Peixe:** uma opção excelente, desde que não seja preparado com farinha de trigo.

**Comida chinesa:** as duas coisas nas quais você deve prestar atenção são o arroz e os molhos, em especial os molhos doces, que contêm muito açúcar. O arroz costuma ser um problema, pois a maioria dos restaurantes chineses usa um arroz de IG alto, o glutinoso, cujos grãos curtos tendem a se unir. Se você tiver certeza de que o arroz é o *basmati*, ou o de grãos longos, que não se juntam, tudo bem, mas limite a quantidade a 1/4 do prato.

### Massas

- Embora a maior parte das massas esteja na categoria sinal amarelo, algumas são nitidamente melhores do que outras. Uma maneira fácil de descobrir: as mais grossas são melhores. As massas são vilãs no que diz respeito à obesidade, não porque apresentem algum problema em si – elas têm IG moderado e pouca gordura (embora contenham muitas calorias) –, e sim por causa da quantidade que ingerimos delas. Os italianos ficam horrorizados com os enormes pratos de massa que comemos como refeição principal. Eles, muito corretamente, as consideram uma entrada ou um acompanhamento. Nós costumamos consumi-las como a base da refeição, com molho e acompanhadas de proteína.

Como é difícil pedir um prato de massa menor ao comer fora, o ideal é simplesmente evitá-las por completo. Se você conseguir fazer um pedido separado, limite a quantidade a 1/4 do prato (cerca de 3/4 de xícara) e prefira os molhos com pouca gordura. E nada de *fettuccine* à Alfredo. O ideal é utilizar apenas as massas que são preparadas com trigo integral e consumi-las em porções moderadas.

### Sopas

- Uma sopa preparada com feijão ou hortaliças, seguida de peixe ou frango, é o almoço ideal. Cuidado com as sopas de hortaliças com creme de leite ou na forma de purê: são ricas em gordura e extremamente processadas, portanto proibidas em todos os aspectos.

### Batata

- Peça ao garçom para substituir a batata por uma porção dupla de hortaliças. Jamais me negaram a substituição.

### Arroz

- Coma apenas arroz *basmati*, integral, selvagem ou de grãos longos e em quantidades limitadas a 1/4 do prato. Evite o arroz glutinoso e grudento.

### Sobremesa

- Um iogurte light adoçado com aspartame é uma ótima sobremesa. Coma sempre uma fruta depois do almoço. Dependendo da estação, costumo ter maçã, pêra, pêssego e uva no consultório. Fique longe das outras sobremesas.

## Lanches

Deixar o estômago vazio certamente não é uma boa idéia, por isso os lanches são uma parte importante da Dieta do Índice Glicêmico. Infelizmente, porém, você terá que abrir mão das opções habituais, como bolos, biscoitos e batatas fritas, alimentos com IG elevado e muito calóricos. Duas horas depois de ingeri-los, você estará com mais algumas células de gordura e voltará a sentir fome. Simplesmente não vale a pena.

Os lanches da Fase 1 incluem frutas, iogurte light e diet, queijo cottage e hortaliças cruas. Talvez você também queira explorar o mundo das barras de cereal. Fique longe das que são açucaradas, ricas em calorias e em carboidratos e dê preferência às que têm uma proporção equilibrada de carboidratos, gordura e proteína. As barras de cereal com peso entre 25 e 30g e cerca de 100 calorias são as melhores. Elas devem conter de 15 a 20g de carboidratos, 1g de proteína e de 2 a 4g de gordura. Leia os rótulos com atenção.

*Muffins* e barras de granola de IG baixo, quando feitos em casa, são ótimos lanches (veja as receitas nas páginas 87 e 88). Você pode congelar uma fornada ou duas e reaquecê-las no microondas.

| SINAL VERMELHO | SINAL AMARELO | SINAL VERDE |
|---|---|---|
| *Muffin* (industrializado) | Pipoca (light, de microondas) | Iogurte de fruta (light e diet) |
| Biscoitos | Banana | Barra de cereal* |
| Batata frita de saquinho | A maioria dos tipos de nozes** | Queijo cottage (light) |
| *Donut* | Chocolate amargo (com 60 a 70% de cacau) | *Muffins* de farelo de aveia com maçã (veja a receita na página 87) |
| Sorvete | | Barras de granola feitas em casa (veja a receita na página 88) |
| Bolachas | | Amêndoa** |
| Batata frita | | Avelã** |
| *Pretzel* | | Purê de maçã light (veja a receita na página 89) |
| Pipoca (comum, de microondas) | | Suco de maçã (sem açúcar) |
| Bolo de arroz | | A maioria das frutas frescas |
| *Mix* de cereais | | A maioria das hortaliças frescas |
| Balas | | Pêssegos ou peras em lata ou conservados em suco ou em água |
| Passas | | Sorvete (light e diet) |

**Atenção:* a maioria das barras de cereal apresenta IG elevado e muitas calorias. Opte pela versões que tenham composição semelhante à que é descrita na página 88.

**6 a 10 unidades por porção.

## Jantar

Em muitos países, o jantar é a principal refeição do dia – aquela em que a maior parte das pessoas se esquece da dieta. Ao contrário do que ocorre no café da manhã e no almoço, no jantar não costuma haver restrições de tempo ou de disponibilidade de alimentos (embora combinar nosso horário com o de nossos filhos às vezes torne essa idéia discutível).

O jantar típico tem três componentes: carne, frango ou peixe, arroz e vegetais. Esses alimentos fornecem uma variedade de carboidratos, proteínas e gorduras, junto com outros minerais e vitaminas essenciais à saúde.

| | SINAL VERMELHO | SINAL AMARELO | SINAL VERDE |
|---|---|---|---|
| **PROTEÍNA** | | | |
| **Carnes e Ovos** | Carne moída (comum) | Carne moída (magra) | Carne moída (extramagra) |
| | Hambúrguer | Carne de porco (cortes magros) | Carne bovina (cortes magros) |
| | Cachorro-quente | Cordeiro (cortes magros) | Peixe (preparado sem farinha de trigo) |
| | Salsicha | | Presunto sem gordura |
| | Carnes processadas | | Peito de frango (sem pele) |
| | | | Peito de peru (sem pele) |
| | | | Vitela |
| | | | Carne bovina (cortes magros) |
| | | | Ovos com ômega-3 |

| | SINAL VERMELHO | SINAL AMARELO | SINAL VERDE | |
|---|---|---|---|---|
| **Laticínios** | Leite (integral) | Queijo (light) | Iogurte de fruta (light e diet) | |
| | Queijo | Iogurte (light) | Queijo cottage (light) | |
| | Iogurte (integral) | | | |
| | Queijo cottage (integral) | | | |
| **CARBOIDRATOS** | | | | |
| **Pães/ Grãos** | Pão branco | Pães integrais | Trigo integral 100% moído em moinho de pedra* | |
| | Baguete/Croissant | Massas comuns (*fettuccine*, *penne*, *linguine*, *vermicelli*, espaguete)* | Arroz (*basmati*, selvagem, integral, de grãos longos) | |
| | *Bagel* | | Massas de trigo integral* | |
| | Bolos/Biscoitos | | Pão *pumpernickel* | |
| | Panqueca/Waffle | | | |
| | | | | |
| | *Muffin/Donut* | | | |
| | Nhoque | | | |
| | Arroz (instantâneo) | | | |
| | Pizza | | | |
| | Tortilha | | | |
| | Macarrão instantâneo | | | |
| | *Tortellini* de queijo ou de carne | | | |
| **Frutas/ Hortaliças** | Batata (na forma de purê ou assada) | Milho | Aspargo | Aipo |
| | Batata frita | Banana | Brócolis | Cebola |
| | Melão | Damasco | Couve-flor | Cogumelo |
| | | Kiwi | Vagem-manteiga | Vagem |
| | | Abacaxi | Ervilha | Ervilha-torta |
| | | Mamão-papaia | Abobrinha | Espinafre |
| | | | Berinjela | Repolho |

*Limite as porções.

| SINAL VERMELHO | SINAL AMARELO | SINAL VERDE | |
|---|---|---|---|
| | | Alface | Tomate |
| | | Pepino | Pimentão |
| | | Azeitona* | Pepino |
| | | Picles | Aipo |
| | | Maçã | Pêra |
| | | Grapefruit | Pêssego |
| | | Ameixa | Laranja |
| | | Uva | Frutas vermelhas (morango, framboesa, amora, etc.) |

**GORDURAS**

| SINAL VERMELHO | SINAL AMARELO | SINAL VERDE |
|---|---|---|
| Manteiga | Margarina Qualy (sem gordura trans)* | Margarina Qualy (light, sem gordura trans) |
| Margarina cremosa | Maionese (light) | Óleo de canola* |
| Óleo de coco e azeite-de-dendê | Óleo vegetal | Azeite de oliva* |
| Gordura vegetal | Molhos para salada (light) | Maionese (sem gordura) |
| Banha de porco | | Molhos para salada (sem gordura) |
| Maionese | | Amêndoa* |
| Molhos para salada (comuns) | | Avelã* |

**SOPAS**

| SINAL VERMELHO | SINAL AMARELO | SINAL VERDE |
|---|---|---|
| Todas as sopas preparadas com creme de leite | Lentilha | Sopas preparadas com feijão, hortaliças ou massas de trigo integral |
| Ervilha partida | Tomate | |
| Ervilha fresca | Macarrão instantâneo | |
| Hortaliças na forma de purê | | |

*Use com moderação.

### Carne/Peixe

- Quase todas as carnes contêm gordura saturada (prejudicial), por isso é importante comprar as variedades magras ou retirar toda a gordura visível da peça. Um filé com uma camada de gordura de uns poucos centímetros pode conter até o dobro da gordura presente num filé magro. É claro que alguns cortes de carne têm, intrinsecamente, um conteúdo de gordura maior. Consulte o açougueiro em caso de dúvida.
- Frango e peru são opções excelentes, *desde que toda a sua pele seja retirada.*
- O peixe também é uma ótima pedida. Embora alguns peixes, como o salmão, tenham um conteúdo de gordura relativamente elevado, essa gordura é muito benéfica para a saúde, sobretudo para o coração.
- Em termos de quantidade, a melhor medida para carne e peixe é a palma da sua mão – a porção deve caber nela e ser da mesma grossura. Outra boa medida visual é o maço de cartas de um baralho.

### Batata

- O IG da batata varia de moderado a alto, dependendo do tipo e do método de preparo desse alimento. Todas as suas versões são estritamente proibidas na Dieta do Índice Glicêmico.

### Massas

- As massas mais grossas costumam ter um IG mais baixo, mas, como disse anteriormente, o tamanho da porção é muito importante. A massa deve ser um acompanhamento, ou seja, só pode ocupar 1/4 do prato. Consuma apenas as que são preparadas com trigo integral, encontradas nas lojas de produtos naturais e em muitos supermercados. O ideal é utilizar 35g de massa crua (ou 3/4 de xícara de massa cozida).

### Arroz

- O arroz tem IG variado. As melhores opções de arroz são: *basmati*, selvagem, integral e de grãos longos. Eles possuem um amido, a amilose, que se decompõe mais rapidamente do que o amido encontrado em outros tipos de arroz. Mais uma vez: o tamanho da porção é muito importante. São permitidas três colheres de sopa de arroz cru por porção (ou 2/3 de xícara de arroz cozido).

### Hortaliças/Saladas

- Desses alimentos você pode abusar. Sirva-se da quantidade de hortaliças e saladas que desejar. Na verdade, elas devem ser a espinha dorsal da sua alimentação. Praticamente todas as hortaliças são permitidas. Procure comer um prato de salada junto com o jantar.
- Cuidado com os molhos para salada. Use apenas os que são preparados com pouca ou nenhuma gordura.
- Sirva-se de dois ou três tipos de hortaliças às refeições. Esses vegetais já são vendidos semiprontos, congelados, o que é uma opção bastante prática.

### Sobremesa

- Esse é um dos maiores problemas em qualquer programa de controle de peso. As sobremesas costumam ser deliciosas, mas, em geral, contêm grande quantidade de açúcar e gordura. Por ser o último prato das refeições, a sobremesa muitas vezes se enquadra na categoria “Devo ou não comer?”.

A boa notícia é que ela é permitida. Existem muitas alternativas com IG baixo e com poucas calorias que, além de tudo, são deliciosas e benéficas. Em geral, qualquer fruta se enquadra nessa categoria (limite a quantidade de banana e passas) e há um grande número de produtos derivados do leite com pouca gordura, como iogurte, sorvete e sorbet. Você não estará comendo uma torta de chocolate à moda da casa, mas pode saciar o apetite com um purê de maçã light (veja a receita na página 89), com iogurte ou até com um merengue acompanhado de cerejas frescas ou congeladas.

### Porções

Entender a questão das porções é essencial para a eficácia da Dieta do Índice Glicêmico. Como a maior parte das hortaliças e das frutas tem IG baixo, bem como poucas calorias e gordura, esse é o grupo de alimentos mais importante deste programa. Os governos canadense e americano sugerem, porém, que os grãos sejam o grupo de alimentos mais importante. Mas, ao priorizar os grãos, esses governos e a maior parte dos nutricionistas estão estimulando a causa principal do excesso de peso e da obesidade. A Clínica Mayo, por exemplo, modificou sua Pirâmide do Peso Saudável a fim de promover as frutas e hortaliças como base de uma boa alimentação, em lugar dos grãos, e é exatamente isso o que a Dieta do Índice Glicêmico recomenda. (Veja a Pirâmide Alimentar da Dieta do Índice Glicêmico na página 61.)

## Pirâmide Alimentar do Departamento de Agricultura dos Estados Unidos

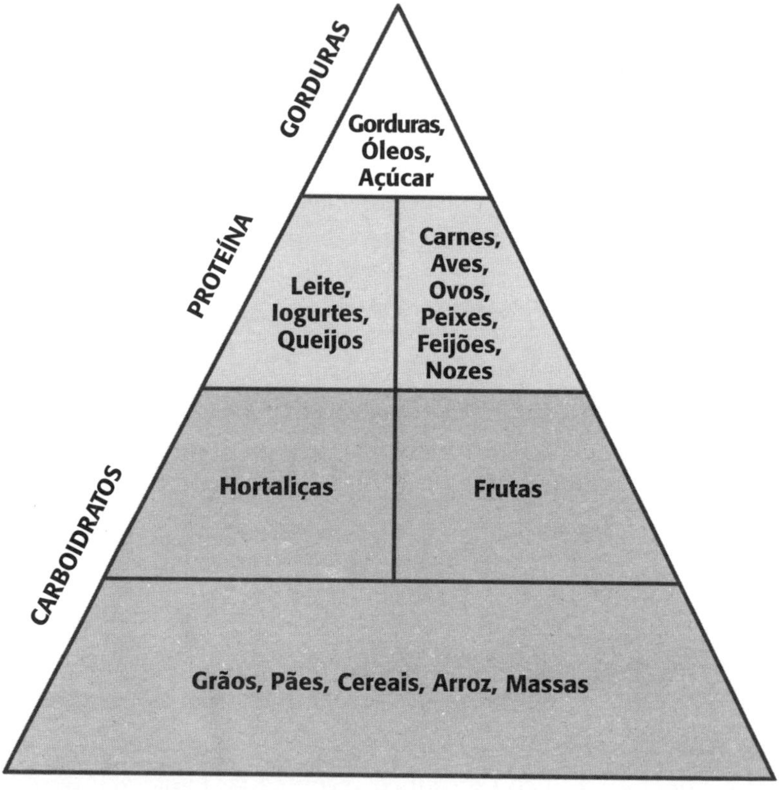


Fonte: Departamento de Agricultura dos Estados Unidos.

## Pirâmide Alimentar da Dieta do Índice Glicêmico

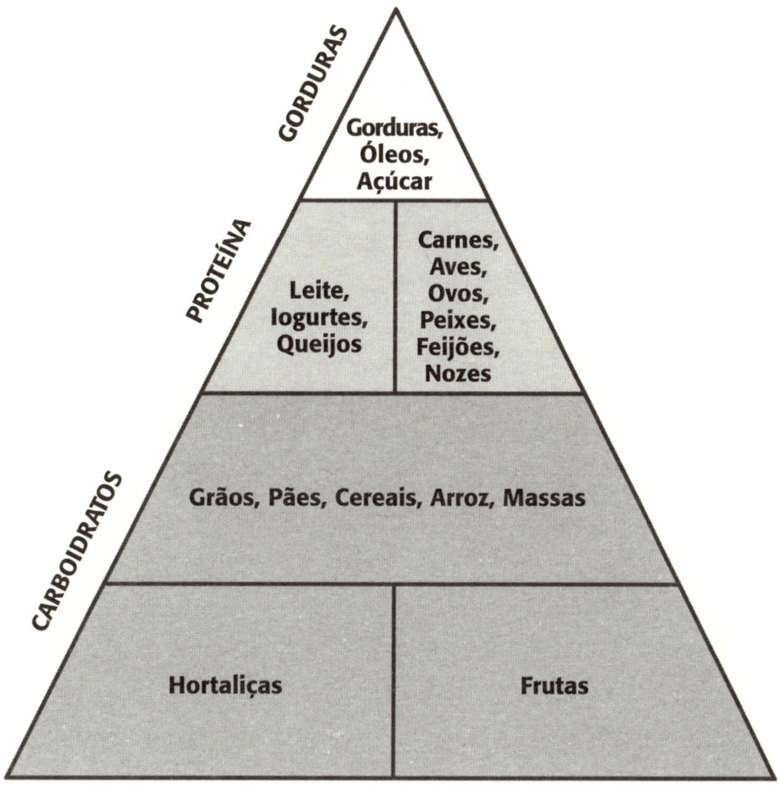

## Bebidas

Como 70% do nosso organismo é composto de água, não surpreende que a ingestão de líquidos seja uma parte importante de todo programa alimentar. Em geral, os nutricionistas recomendam oito copos de líquido por dia. Essa quantidade me parece um pouco exagerada – sempre que faço um esforço consciente para cumprir essa meta, acabo correndo a toda hora para o banheiro.

Se você decidir beber os oito copos, na verdade estará consumindo muito mais do que isso. O motivo é que ingerimos uma grande quantidade de líquidos sem perceber. Acrescente os outros líquidos presentes na sua alimentação, como o leite do cereal, os refrigerantes e a água contida na maior parte das frutas e hortaliças, e você acabará tomando vários copos por dia sem nem mesmo tentar. *Portanto, a regra básica é a seguinte: beba pelo menos um copo d'água durante as três principais refeições e com cada lanche.*

Agora veja quais são as opções de bebidas.

### Água

A opção melhor e mais barata é a água comum. Procure tomar um copo de 225ml de água *antes* de cada refeição e de cada lanche por dois motivos. Primeiro, com o estômago parcialmente cheio de líquido, você se sentirá saciado mais depressa, reduzindo assim a tentação de se empanturrar. Em segundo lugar, não será tentado a comer com muita rapidez, sem mastigar bem os alimentos, o que sobrecarrega o sistema digestivo.

### Refrigerantes

Caso você considere a água muito insípida, escolha refrigerantes sem açúcar. Não se esqueça de que o açúcar numa bebida satisfaz menos do que a mesma quantidade dele num alimento sólido, portanto não desperdice sua cota de ingestão de calorias.

### Leite desnatado

Minha preferência de bebida é o leite desnatado, pelo menos no café da manhã. É um alimento ideal da categoria sinal verde. Além disso, como a maior parte das refeições é deficiente em proteína, em alguns casos ele proporciona uma boa maneira de compensar essa carência ao acompanhá-las.

### Café

O principal problema do café é a cafeína. Ela estimula os sucos gástricos, que, por sua vez, abrem o apetite. Sendo assim, tente limitar sua ingestão a duas xícaras por dia. Uma alternativa é o café descafeinado – há saborosas opções disponíveis no mercado.

### Chá

O chá tem muito menos cafeína do que o café. Tanto o chá preto quanto o chá verde possuem propriedades antioxidantes que podem proporcionar benefícios significativos à saúde cardíaca. Na verdade, o chá apresenta maiores quantidades de flavonóides (antioxidantes) do que qualquer hortaliça testada. Duas xícaras dessa bebida têm a mesma quantidade de antioxidantes que sete xícaras de suco de laranja e vinte xícaras de suco de maçã. Talvez minha mãe, que tem mais de 90 anos, e suas companheiras de chá saibam de alguma coisa.

Quando ingerido com moderação, o chá é ótimo. Se você estiver procurando chás alternativos descafeinados, há opções com sabores de ervas e frutas, embora elas não apresentem as características antioxidantes do verdadeiro chá.

### Sucos

Como já alertei, prefira a fruta ao suco. Lembre-se: quanto mais trabalho o organismo tiver para decompor os alimentos, melhor. Nada pior do que um estômago ocioso.

### Álcool

Tenho certeza de que este é um tópico que desperta imediatamente o interesse de um grande número de leitores. Com relação a esse assunto, tenho boas e más notícias.

A boa notícia é que, com moderação (tratarei da moderação no capítulo 6), o álcool não só é aceitável como pode até ser benéfico para a saúde.

A má notícia é que, em geral, ele é um desastre para o controle do peso. Como é metabolizado com facilidade pelo organismo, sua ingestão desencadeia um aumento na produção de insulina, uma queda nos níveis de açúcar no sangue e o aumento da vontade de ingerir mais álcool ou alimentos para estimular a recuperação dos níveis de açúcar em queda. É um círculo vicioso que pode atrapalhar completamente seu plano de emagrecimento. Para piorar, a maior parte das bebidas alcoólicas é rica em calorias vazias. Portanto, O ÁLCOOL É PROIBIDO na Fase 1.

## O tamanho das porções

Alguns nutricionistas afirmam que os atuais problemas de obesidade estão relacionados tanto com o tipo de alimento consumido quanto com o tamanho das porções. Essa afirmação é bastante sensata. O conceito do Big Mac dominou nosso pensamento. Se uma porção já é boa, imagine duas.

Uma ida ao cinema envolve problema. Ali encontramos pipoca, refrigerantes e balas no tamanho gigante. O setor de fast-food, em especial, reconheceu nosso desejo quando pedimos porções maiores e agora faz de tudo para incentivar essa tendência.

A regra de ouro é *moderação.* Todas as frutas e hortaliças na categoria dos alimentos permitidos podem ser ingeridas em quantidades ilimitadas. É por isso que são ótimas para o lanche. As porções de carne e peixe recomendadas são de cerca de 115g; de massas cozidas, 3/4 de xícara; de arroz cozido, 2/3 de xícara. Muitas embalagens de alimentos indicam o tamanho das porções, o que costuma ser uma orientação confiável, pois tais informações tendem a ser conservadoras (em geral, para que os níveis de calorias ou gordura pareçam menores).

Como em tudo na vida, use o bom senso. O objetivo deste livro é lhe oferecer um plano simples, e não obrigá-lo a contar calorias ou usar outros meios complexos de medir e pesar os alimentos. O que poderia afastá-lo de um programa de emagrecimento seria a necessidade de executar fórmulas e medições difíceis. Assim, quase todos os tamanhos de porções recomendados aqui são uma média. Há uma margem de tolerância para mais ou para menos, dependendo da variação do seu peso corporal em relação à média – 57 a 68kg para mulheres e 64 a 80kg para homens. Se você estiver abaixo dessa média, ajuste o tamanho da porção para menos; caso esteja acima dela, faça o ajuste para mais. No entanto, para que o programa funcione e as coisas sejam mais simples, você terá que fazer sua parte, usando o bom senso.

Resumindo:

1. Na Fase 1, coma exclusivamente os alimentos permitidos, isto é, os da categoria sinal verde, que têm IG baixo e poucas calorias.
2. Faça diariamente três refeições principais que tenham o mesmo valor nutricional, além de três pequenos lanches nos intervalos entre as refeições.
3. Beba muita água ou refrigerantes diet, incluindo um copo de 225ml de água antes ou durante cada refeição e lanche. E fique longe da cafeína e do álcool até à Fase 2.
4. No que diz respeito ao tamanho das porções, moderação e bom senso são as palavras de ordem.

## Capítulo 4

# Um, dois, três e... já!

### Um...

A esta altura, imagino que você já tenha entendido os princípios da Dieta do Índice Glicêmico e esteja totalmente convencido de que o plano vai funcionar no seu caso (e no da sua família), e isso pode ser mantido pelo resto da vida. Falta apenas dar o primeiro passo. É o que chamo de fase da PREPARAÇÃO – talvez seja a parte mais desafiadora da jornada.

O melhor conselho que posso dar vem da minha experiência pessoal. Eu sabia que precisava perder 10kg para atingir o peso desejado, com IMC 23. Seguindo o conselho de um amigo, reuni alguns livros (de dieta) e os empilhei em minha balança no banheiro até chegarem a 10kg. Então, numa manhã de domingo, coloquei-os numa mochila e andei com eles por várias horas. Ao meio-dia, senti que o peso realmente me incomodava. Que alívio foi tirar a mochila das costas! Assim, a pergunta era: será que eu queria carregar aqueles 10kg extras de gordura todo dia ou perdê-los e conquistar a sensação de leveza e liberdade que experimentei ao retirá-los das costas?

Insisto para que você tente fazer o mesmo exercício. Consulte a tabela do IMC na página 32 para saber quantos quilos deseja emagrecer. Reúna livros suficientes até chegar ao peso encontrado e carregue-os nas costas, nos ombros ou em volta da cintura durante algumas horas. Tenho certeza de que você vai ficar exausto. E este é um dos principais benefícios da Dieta do Índice Glicêmico: as melhoras se refletirão não apenas na sua aparência como também no seu bem-estar. Além disso, você vai redescobrir toda aquela energia e animação que esbanjava na adolescência e na juventude e que imaginava ter perdido para sempre.

## Dois...

Não sabe por onde começar? A seguir estão algumas sugestões.

### 1. Ponto de partida

Em primeiro lugar, registre seu peso e suas medidas corporais. Sugiro que você compre uma balança e uma fita métrica. Avaliar o progresso é uma grande motivação. Utilize a página 141 para anotar sua evolução semanal. Pese-se sempre na mesma hora do dia, pois uma refeição ou o funcionamento do intestino podem modificar seu peso. Logo pela manhã, antes do café, é um bom momento para fazer isso. A outra medida importante é a da cintura. De pé, numa postura normal, relaxada, meça a cintura, passando a fita métrica um pouco acima do umbigo. A fita métrica deve estar justa, mas sem marcar a pele.

Registre essas duas medidas. Acrescentei uma coluna de comentários na página de registro para que você possa fazer anotações sobre como se sente e até listar qualquer acontecimento fora do comum ocorrido na semana anterior que possa ter influenciado seu progresso.

### 2. Despensa

Retire da despensa, da geladeira e do freezer todos os produtos das categorias sinal vermelho e sinal amarelo. Não faça concessões, jogue tudo fora. Se eles não estiverem por perto, você não ficará tentado a consumi-los.

### 3. Compras

Faça em casa um estoque dos produtos permitidos. No apêndice II está o guia dos alimentos da categoria sinal verde, e, no apêndice III, você encontrará uma lista de compras pronta para levar quando for ao supermercado (faça uma cópia ampliada para facilitar). Os poucos produtos da categoria amarela que podem ser usados durante a Fase 1 da dieta devem ser consumidos com moderação. Depois de algumas idas às compras, você saberá escolher automaticamente os itens certos.

Embora eu tenha tentado oferecer uma grande variedade de alimentos, não seria possível incluir todas as marcas disponíveis no mercado. Portanto, você terá que examinar as embalagens quando estiver em dúvida. Infelizmente, nem todos os países possuem leis que obriguem os fabricantes a relacionar as informações nutricionais nos rótulos. Como regra geral, evite todos os produtos que não apresentam esses dados – eles provavelmente têm algo a esconder.

Fique atento a três informações importantes:

1. O conteúdo calórico por porção. Observação: verifique se o tamanho das porções é coerente.
2. O nível de gordura, sobretudo da gordura saturada e dos ácidos graxos do tipo trans (que costumam ser chamados de gordura hidrogenada). Procure uma proporção mínima de 3g de gordura poliinsaturada ou monoinsaturada para cada grama de gordura saturada. O total de gordura deve ficar abaixo de 10g por porção.
3. As fibras. Lembre-se de que o IG dos alimentos fibrosos é menor. Os produtos escolhidos devem ter no mínimo de 4 a 5g de fibras por porção.

Compre basicamente alimentos com poucas calorias e pouca gordura (sobretudo a saturada) e ricos em fibra. Essa é a fórmula para todos os itens permitidos: IG baixo e poucas calorias. Consumindo produtos desse tipo, você reduzirá a ingestão de calorias sem passar fome.

Como você começará a comer muito mais frutas e hortaliças do que antes, ouse e experimente algumas variedades que ainda não conheça. Há um maravilhoso mundo de alimentos frescos e congelados à sua espera.

*Atenção:* não faça compras com o estômago vazio – dessa forma acabará adquirindo itens que não estão na lista da Dieta do Índice Glicêmico.

## Três e... já!

Agora que a parte difícil está feita, é muito simples começar a viagem. Não se surpreenda se você perder mais de 500g por semana no início do programa, pois seu organismo estará se ajustando à nova dieta. A maior parte desse peso será composta de água, e não de gordura. Lembre-se de que 70% do peso corporal corresponde à água.

Não se preocupe se de vez em quando você "fraquejar" ao sair para comer e beber com os amigos e escapulir da dieta. A vida é assim. Embora isso vá atrasar a conquista do seu objetivo, o mais importante é você não se sentir imobilizado numa camisa-de-força. Eu provavelmente passo cerca de 90% da minha vida dentro do programa e 10% fora dele – por opção. A verdade é a seguinte: sinto-me melhor e com mais energia quando estou seguindo a dieta – e raramente sinto falta de alguma coisa. No entanto, na Fase 1, tente minimizar essas escorregadelas. Você terá mais folga assim que atingir o peso desejado.

Se quiser outras provas ou reforço de que seu novo estilo de alimentação está funcionando, experimente fazer um teste. Depois de oito semanas, viole as regras e prepare uma refeição contendo uma pizza com todos os ingredientes possíveis, um pão de batata e uma cerveja ou refrigerante comum. Quando terminar de comer, arremate com um pedaço de torta. Tudo bem, não precisa ser acompanhada de sorvete.

Eu fiz exatamente isso e, mais ou menos às 15h, quase não conseguia ficar acordado. Senti-me exausto e sem forças. Não planejava comer tanto, mas acabei participando do almoço de despedida de um colega de trabalho. O motivo do meu cansaço àquela hora (que, com certeza, você já descobriu sozinho) foi a combinação de alimentos com IG alto (pizza, pão, cerveja e torta) – o que provocou uma rápida elevação do nível de açúcar no meu sangue. Com isso, houve um aumento súbito da insulina, que sugou esse açúcar e fez com que o nível de açúcar caísse rapidamente, deixando meu cérebro e meus músculos sem energia, isto é, num estado hipoglicêmico. Não surpreende que eu não conseguisse ficar com os olhos abertos.

Eis aqui algumas dicas para mantê-lo motivado, sobretudo quando a força de vontade começar a ceder (o que é inevitável de tempos em tempos):

1. Mantenha um registro semanal do seu progresso. (Veja a página 141.) Nada motiva mais do que o sucesso.
2. Programe um sistema de recompensas. Compre um presente para si mesmo quando atingir um objetivo predeterminado – que tal um presente para cada 2kg perdidos?
3. Identifique os membros da sua família ou os amigos que torcerão por você. Transforme-os em participantes ativos do seu plano. Melhor ainda, convença um deles a seguir o programa para que um estimule o outro.
4. Evite pessoas que possam encorajar seus velhos hábitos. Você sabe o que estou querendo dizer.

5. Tente inserir em sua semana o que um amigo meu chama de "dia exemplar" – um dia em que você consiga seguir o programa à risca. Isso lhe dará alguns créditos extras na contabilidade da perda de peso para compensar as inevitáveis recaídas.

Resumindo:

1. Experimente fazer o teste da mochila pesada.
2. Registre seu peso e a circunferência da cintura.
3. Tire da despensa, da geladeira e do freezer todos os produtos listados nas categorias sinal vermelho e sinal amarelo.
4. Compre os produtos permitidos para reabastecer a despensa, a geladeira e o freezer.
5. Siga as cinco dicas dadas antes e mantenha o registro de seu progresso.
6. *Vá em frente!*

## Capítulo 5

# Sugestões de refeições

Quando escrevi a versão inicial deste livro, não incluí receitas. Minha mulher leu o original e observou que o leitor provavelmente gostaria de ter idéias de pratos que ele pudesse preparar em casa, sobretudo no início do programa. Como a Dieta do Índice Glicêmico requer uma mudança nos hábitos alimentares, a apresentação de algumas receitas mostraria que é possível adaptar os pratos favoritos das pessoas à categoria sinal verde. Ela também sugeriu que minha falta de entusiasmo sobre o assunto tinha mais a ver com minha incompetência culinária (uma verdade) do que com qualquer estratagema pedagógico.

Assim, estimulado a agir sob sua orientação, apresento sugestões para as três refeições principais e para os lanches da Fase 1 da Dieta do Índice Glicêmico. Procurei adaptar receitas comuns, fáceis de preparar. Ao criá-las, não me restringi aos alimentos da categoria sinal verde – mantive o uso das gorduras, mas num nível mínimo. Prefira panelas e frigideiras antiaderentes, que exigem apenas uma pequena quantidade de óleo. Use uma ou duas colheres de chá de óleo de canola ou de azeite de oliva. Lembre-se de que uma xícara de óleo contém 2 mil calorias. Grelhar a carne ou assá-la como se faz com o churrasco são dois modos excelentes de preparo, pois a gordura escorre para a panela ou sobre o carvão.

Eliminar a gordura não quer dizer que você vai suprimir o sabor ou perder toda aquela importante sensação do paladar. O creme de leite, por exemplo, pode ser substituído por iogurte, queijo feito com iogurte light (veja a página 86) ou queijo cottage light. Opte pela maionese light ou sem gordura nas saladas de atum e de frango. É permitido continuar usando queijo, em especial os de sabor forte, mas não como ingrediente principal – acrescente-o apenas para realçar o sabor dos alimentos, polvilhando-o com moderação sobre a comida. Experimente novos temperos e vinagres com sabor. O molho salsa (veja a receita na página 86) é um bom tempero para muitos pratos e não lhes adiciona calorias nem gordura, enquanto o gengibre dá vida a grelhados rápidos.

## Café da manhã

O mingau de aveia no café da manhã é uma pedida excelente – trata-se de um alimento com IG baixo e poucas calorias, fácil de preparar no microondas e que nos deixa satisfeitos durante toda a manhã.

Escolha sempre a aveia em flocos grandes (e não a aveia de preparo rápido ou instantâneo, que já foi muito processada). O organismo precisa trabalhar mais para metabolizar os flocos maiores, e isso retarda o processo digestivo, prolongando a sensação de saciedade.

Você pode preparar esse mingau de diferentes maneiras, basta mudar o sabor do iogurte ou acrescentar fatias de frutas frescas. A versão predileta da minha mulher é elaborada com aveia, leite desnatado, purê de maçã light (veja a receita na página 89), amêndoas picadas e adoçante. A seguir está a receita do meu mingau favorito.

### Mingau de aveia (1 porção)

1/2 xícara de aveia em flocos grandes

1 xícara de água ou de leite desnatado

1/2 xícara a 3/4 de xícara de iogurte light, com aspartame

2 colheres de sopa de amêndoas picadas

fruta fresca fatiada

Cubra a aveia com a água ou com o leite. Leve ao microondas em temperatura média durante 3 minutos. Retire e acrescente o iogurte, as amêndoas e as fatias de fruta.

Para acompanhar o mingau, opte por 1 laranja e 1 copo de leite desnatado. Com isso, você fará uma deliciosa refeição que o deixará saciado durante toda a manhã.

**Müsli feito em casa (2 porções)**

1 xícara de aveia em flocos grandes

3/4 de xícara de leite desnatado

3/4 de xícara de iogurte de fruta light, com aspartame

2 colheres de sopa de amêndoas picadas

3/4 de xícara de maçã ou pêra cortada em cubos pequenos ou de frutas vermelhas fatiadas

adoçante a gosto

Coloque a aveia de molho no leite e deixe na geladeira desde a véspera. Acrescente o iogurte, as amêndoas, os pedaços de frutas e o adoçante. Misture bem.

**Cereal matinal frio (1 porção)**

3/4 de xícara de All-Bran

3/4 de xícara de leite desnatado

2 colheres de sopa de amêndoas picadas

3/4 de xícara de pêssego, pêra ou frutas vermelhas fatiadas

adoçante a gosto

Basta misturar os ingredientes. Uma alternativa saborosa é acrescentar 1/2 xícara de iogurte light com sabor de fruta e diminuir um pouco a quantidade de leite. Embora não sejam muito saborosos quando ingeridos puros, esses cereais ficam deliciosos com frutas, nozes e iogurte.

**Café da manhã rápido (1 porção)**

Misture:

1/2 xícara de All-Bran

1 xícara de fruta fresca fatiada

1/2 xícara de queijo cottage light

2 colheres de sopa de amêndoas picadas

Para acompanhar:

1 fatia de torrada de pão integral, 2 colheres de chá de margarina light e 1 colher de sopa de geléia diet

1 xícara de café ou chá

**Omelete, receita básica (1 porção)**

2 colheres de chá de óleo de canola ou de azeite de oliva

2 ovos com ômega-3

1/4 de xícara de leite desnatado

Preparo

1. Espalhe o óleo de canola ou o azeite de oliva numa frigideira antiaderente e leve ao fogo médio.
2. Bata os ovos com o leite, despeje a mistura na frigideira e frite até endurecer.

A essa receita básica você pode acrescentar hortaliças frescas de sua preferência e queijo mussarela light. Veja como adicionar os novos ingredientes:

1. Refogue as hortaliças até ficarem macias. Transfira-as para outro recipiente, mantendo-as aquecidas.

2. Quando a omelete estiver começando a endurecer, junte as hortaliças e o queijo mussarela – amasse e polvilhe uma pequena quantidade (apenas para realçar o sabor).

Para completar o café da manhã, inclua 1 xícara de fruta fresca e 1 xícara de leite desnatado ou de 1/2 xícara a 3/4 de xícara de iogurte light.

A seguir apresento algumas sugestões para você variar a omelete. Siga o preparo descrito anteriormente, adicionando o queijo sempre que indicado na receita.

**Omelete à italiana**

À receita básica de omelete acrescente:

30g de queijo mussarela light esfarelado

1/2 xícara de cogumelos fatiados

1/2 xícara de tomate cortado em cubos pequenos

temperos a gosto

**Omelete à mexicana**

À receita básica de omelete acrescente:

1/2 xícara de feijão cozido sem gordura

1/2 xícara de pimentão-verde e pimentão-vermelho picados

molho apimentado ou chili em pó a gosto

**Omelete vegetariana**

À receita básica de omelete acrescente:

30g de queijo feito com leite sem gordura

1 xícara de brócolis (somente as flores)

1/2 xícara de cogumelos fatiados

1/2 xícara de pimentão-vermelho e pimentão-verde picados

### Omelete à moda ocidental

À receita básica de omelete acrescente:

2 fatias de lombinho canadense, presunto sem gordura ou peito de peru picado

1 cebola picada

1 xícara de pimentão-vermelho e pimentão-verde picados

temperos a gosto

### Ovos mexidos

Siga a mesma receita básica de omelete, porém deixe para misturar os ovos na frigideira.

### *Sour cream* light

creme de leite light

suco de limão

1. Coloque o creme de leite numa vasilha e bata com um batedor de arame, acrescentando um pouco de suco de limão.
2. Prove e vá adicionando mais suco de limão, sempre experimentando, até obter o nível de acidez desejado (o *sour cream* nada mais é do que um creme azedo).

### *Buttermilk*

1/2 xícara de iogurte light

1/2 xícara de leite desnatado

Misture o iogurte e o leite.

## Almoço

Coma sempre frutas frescas ou em conserva (em água, e não em calda), além de tomar um copo d'água ou (de preferência) de leite desnatado no almoço. Para acompanhar, beba café ou chá descafeinado com leite desnatado, sem acrescentar açúcar.

### Saladas

Consuma sempre proteína junto com as hortaliças – opte por frango ou peru sem pele, peixe, presunto sem gordura, queijo cottage light ou feijão.

Ao almoçar fora, tempere a salada apenas com molhos light ou sem gordura. Se não for possível, utilize somente azeite de oliva e vinagre. Peça o molho à parte para controlar a quantidade. Infelizmente, as saladas que já vêm com molho, como a Caesar, estão proibidas. Caso disponha de tempo, prepare seu próprio molho de salada em casa com os ingredientes permitidos.

### Salada de feijão

Utilize feijões variados – mulatinho, branco, grão-de-bico e fradinho (se estiver usando feijão em lata, retire sempre a água antes para eliminar o excesso de sal).

Misture com:
salsa picada
pepino cortado em cubos
tomate picado (opcional)
uma pequena quantidade de macarrão-conchinha

Molho:
vinagre de vinho tinto
mostarda Dijon

azeite de oliva

pimenta

### Salada grega

Misture:

alface-romana

pepino picado

tomate picado

azeitona

cebola-roxa fatiada

uma pequena quantidade de queijo feta esmigalhado (e não em pedaços)

Molho:

orégano desidratado

pimenta

suco de limão

### Ovos

Quanto mais hortaliças você puder adicionar a um prato preparado com ovos, melhor.

### Sanduíches

Eis quatro regras da Dieta do Índice Glicêmico para os sanduíches:

1. Opte sempre pelo pão de trigo integral ou de outros grãos integrais. Quanto mais granulado for o pão, melhor.
2. Coma o sanduíche aberto, dispensando a parte de cima do pão.

3. Tente eliminar a manteiga ou a margarina dos sanduíches. A pasta de grão-de-bico é um ótimo substituto.
4. Evite a maionese comum. Duas excelentes alternativas são a maionese sem gordura e o iogurte light e diet.

### *Wrap*

Os *wraps* são uma boa opção, sobretudo em lanchonetes. Siga as mesmas regras dos sanduíches. Peça que um dos lados do pão seja retirado ou desenrole o pão e remova-o você mesmo. Dá certo, mas cuidado ao comer.

### Sopas

A combinação de sopa e salada é ótima. Prefira as sopas com pedaços de hortaliças e as de cevada, sobretudo as que contêm feijão. Evite qualquer sugestão do tipo "creme de...".

## Jantar

Em todas as refeições apresentadas a seguir, as hortaliças devem ocupar 50% do prato e se constituir de pelo menos um vegetal verde, uma mistura de, no mínimo, duas hortaliças e uma salada verde à parte. A carne, a ave ou o peixe tem que ocupar até 25% do prato, enquanto o arroz ou a massa completa os 25% restantes.

Baseei as idéias das refeições a seguir nas necessidades de uma família típica, modificadas de acordo com os princípios do IG.

### Aves

Preparo básico

- Aqueça óleo vegetal numa frigideira antiaderente e acrescente 120g (por pessoa) de peito de frango ou de peru picado, inteiro ou cortado em cubos, sem pele e sem osso. Refogue até que a cor rosada desapareça. Inteiro, o peito da ave leva mais tempo para cozinhar do que em fatias ou em cubos.
- Reserve.

Os peitos de ave cozidos podem ser usados de várias maneiras. Acrescente temperos e hortaliças diferentes para realçar o sabor e variá-lo. Aqui estão três sugestões:

#### Fritada à moda asiática

1. Salteie hortaliças diversas, como cenoura, couve-flor, brócolis, cogumelo e ervilha-torta. Para facilitar, use uma seleta de hortaliças congeladas.
2. Tempere com sal, pimenta, gengibre ralado, molho de soja ou outros condimentos para acentuar o sabor.
3. Para colorir o prato, junte pimentões (verdes, amarelos e vermelhos). Adicione o peito de frango ou de peru, deixe cozinhar em fogo brando por alguns minutos e sirva.

#### Frango à italiana

1. Refogue cebolas e cogumelos fatiados junto com tomates italianos em lata picados, acrescentando um pouco de água para não grudar.
2. Tempere com alho, orégano e manjericão (fresco ou desidratado) e cozinhe em fogo brando por 5 minutos.

3. Adicione o peito de frango (ou de peru), deixe cozinhar em fogo brando por 2 minutos e sirva.

### Frango ao curry

1. Refogue cebolas fatiadas com 1 colher de sopa de molho de tomate e 2 colheres de sopa (ou a gosto) de curry em pó por 1 minuto.
2. Acrescente 1 xícara de cenoura picada e 1 xícara de aipo picado. Refogue por 1 minuto.
3. Junte 1 xícara de água, 1/2 xícara de arroz *basmati*, 1 maçã picada e 1/4 de xícara de passas. Tampe e cozinhe em fogo brando.
4. Quando não restar mais líquido, adicione o peito de frango ou de peru, espere aquecer e sirva.

### Peixe

Em geral, qualquer tipo de peixe é adequado, mas jamais use farinha de trigo no preparo. Salmão e truta são os preferidos lá em casa. As variedades previamente temperadas são aprovadas, mas por que pagar mais por algo que você mesmo pode fazer?

Preparo básico

1. Coloque de 120 a 150g de filé de peixe por pessoa num recipiente próprio para microondas.
2. Junte de 1 a 2 colheres de chá de suco de limão e pimenta.
3. Cubra com filme-plástico, mas deixe uma abertura num dos lados para o vapor sair.
4. Leve ao microondas por 4 a 5 minutos e sirva.

### Variações

- Polvilhe o peixe com ervas frescas ou desidratadas, como endro, salsa, manjericão e estragão.
- Asse o peixe sobre uma cama de alho-poró e cebola. Não use óleo.
- Polvilhe com uma mistura de farelos de pão integral e salsa (1 colher de sopa por filé) e adicione 1 colher de sopa de margarina Qualy (sem gordura trans) derretida.

### Sirva o peixe com:

- Vagem com amêndoas ou cogumelos.
- Arroz *basmati* (misture mais algumas hortaliças ao arroz durante o último minuto de cozimento). Limite o tamanho da porção a 1/4 do prato – 3 colheres de sopa de arroz cru (ou 2/3 de xícara de arroz cozido).
- 35g de massa integral crua (ou 3/4 de xícara da massa cozida).
- Hortaliças variadas, como cenoura fatiada, brócolis, couve-flor ou couve-de-bruxelas partida ao meio.

### Carne vermelha

Vitela e presunto sem gordura são as melhores opções. Em geral, a carne vermelha é um alimento da categoria sinal amarelo, ainda que, por razões práticas, eu tenha incluído os cortes magros de carne bovina e a carne moída extramagra na Fase 1. Outros tipos de carne vermelha, como a de porco e a de cordeiro, costumam ter um teor de gordura mais elevado. O tamanho da porção é muito importante – lembre-se de usar a palma da mão para medi-la. E não se assuste com a medida aparentemente modesta das porções. Tive grande dificuldade para reduzir o tamanho dos meus filés, mas agora meu estômago dá voltas diante das quantidades servidas em muitos restaurantes.

**Bife**

Para uma refeição completa que tenha o filé mignon como base, experimente o seguinte:

- Grelhe ou prepare na churrasqueira um filé magro depois de ter retirado dele toda a gordura (120g por pessoa).
- Numa frigideira antiaderente, refogue cebolas e cogumelos fatiados, acrescentando um pouco de água.
- Misture brócolis, aspargos e couve-de-bruxelas com um pouco de água, tempere com noz-moscada e pimenta e leve ao microondas por 3 a 5 minutos.
- Cozinhe 3 colheres de sopa de arroz *basmati* seco.

**Bolo de carne**

Esta versão usa carne moída extramagra, que ainda é relativamente rica em gordura. Uma alternativa melhor à carne bovina moída é o peito de peru ou de frango moído.

750g de carne moída extramagra (menos de 10% de gordura)
1 xícara de suco de tomate
1/2 xícara de aveia em flocos grandes (crua)
1 ovo ligeiramente batido
1/2 xícara de cebola picada
1 colher de sopa de molho inglês
1/2 colher de chá de sal (opcional)
1/4 de colher de chá de pimenta

1. Aqueça o forno a 175°C.
2. Numa tigela, junte todos os ingredientes e mexa delicadamente até que estejam bem misturados.
3. Despeje a mistura de carne numa fôrma para bolo de 20 x 10cm.
4. Leve ao forno por 1 hora ou até que um termômetro introduzido no meio do bolo de carne registre 70°C (se for substituir a carne por peru ou frango, a temperatura deve atingir 75°C).
5. Deixe descansar por 5 minutos.
6. Retire todo o caldo antes de fatiar.

### Chili

1 cebola grande fatiada

2 dentes de alho picados

2 colheres de chá de azeite de oliva

225g de carne moída extramagra (opcional)

2 pimentões-verdes picados

2 xícaras de tomate em lata

3 colheres de sopa de chili em pó

1/2 colher de chá de pimenta-de-caiena (opcional)

1/2 colher de chá de sal

1/4 de colher de chá de manjericão

2 xícaras de água

1 xícara de feijão-mulatinho escorrido

1 xícara de feijão-branco graúdo escorrido

1. Numa frigideira funda ou numa caçarola, refogue a cebola e o alho no azeite de oliva até ficarem macios.

2. Junte a carne moída e cozinhe, mexendo com uma colher de pau até que a carne escureça. Escorra toda a gordura.
3. Acrescente os pimentões-verdes, o tomate, o chili, a pimenta-de-caiena, o sal, o manjericão e a água e deixe levantar fervura. Cozinhe com a panela destampada até obter a consistência desejada (de 1 a 2 horas).
4. Antes de servir, acrescente o feijão-branco e o feijão-mulatinho. Como guarnição, use tomates picados, salsa e coentro frescos e queijo de iogurte.*

**Molho salsa**

375g de tomates-cereja descascados e cortados em 4

2 pimentas-chili (podem ser substituídas por malaguetas ou dedos-de-moça, grandes)

1/4 de cebola em fatias finas

1/3 de xícara de coentro

sal a gosto

1. Coloque os tomates, as pimentas, a cebola e a água no liquidificador. Bata rapidamente, deixando pedaços.
2. Junte o coentro, tempere com o sal e bata até obter um purê.
3. Prove e corrija o sal, se necessário. Pode ser usado imediatamente ou guardado na geladeira por até 3 dias.

Rendimento: 2 xícaras.

* Você mesmo pode fazer o queijo de iogurte em casa. Coe o iogurte light numa gaze de algodão grosseira ou numa peneira bem fina. Em seguida, tampe e deixe na geladeira de um dia para o outro.

## Lanches

Os lanches desempenham um papel importante entre as refeições, proporcionando reforço quando você mais necessita. Faça três deles por dia: no meio da manhã, no meio da tarde e antes de dormir. Os alimentos mais populares usados nos lanches são um desastre no que diz respeito ao conteúdo de açúcar e gordura. Biscoitos, bolos e doces industrializados devem ser evitados a todo custo. Por sorte, existem alternativas igualmente satisfatórias que são adequadas e baratas. Não saia de casa sem elas.

A seguir, listo algumas sugestões de lanches da categoria sinal verde que não requerem preparo.

- 1 maçã, pêra, pêssego ou laranja.
- 120g de queijo cottage light com 1 colher de sopa de compota light de 2 frutas.
- 3/4 de xícara de iogurte de fruta light e diet.
- 1 barra de cereal nutritiva (100 calorias, de 15 a 20g de carboidratos, 1g de proteína e de 2 a 4g de gordura por barra).

Você também pode fazer *muffins* e barras de granola para comer no lanche. Veja as receitas.

### *Muffins* de farelo de aveia com maçã

3/4 de xícara de All-Bran

1 xícara de leite desnatado

2/3 de xícara de farinha de trigo integral

adoçante (o equivalente a 1/3 de xícara de açúcar)

2 colheres de chá de fermento

1/2 colher de chá de bicarbonato de sódio

1/4 de colher de chá de sal

1 colher de chá de pimenta-da-jamaica

1/2 colher de chá de cravo-da-índia

1 1/2 xícara de farelo de aveia

2/3 de xícara de passas

1 maçã grande descascada, cortada em cubos pequenos

1 ovo ligeiramente batido

2 colheres de chá de óleo vegetal

1/2 xícara de purê de maçã light (veja a receita na página 89)

azeite de oliva para untar

1. Misture o All-Bran e o leite num recipiente e deixe descansar por alguns minutos.
2. Numa tigela grande, junte a farinha de trigo integral, o adoçante, o fermento, o bicarbonato, o sal, a pimenta-da-jamaica e o cravo-da-índia. Adicione o farelo de aveia, as passas e a maçã e mexa.
3. Numa tigela pequena, junte o ovo, o óleo vegetal e o purê de maçã light. Incorpore essa mistura e a do All-Bran aos ingredientes secos.
4. Com uma colher, coloque a massa em fôrmas próprias para *muffins* untadas com o azeite de oliva. Asse a 175°C por 20 minutos ou até os *muffins* ficarem ligeiramente dourados.

Rendimento: 12 *muffins*.

**Barras de granola feitas em casa**

1 1/3 xícara de farinha de trigo integral

adoçante (o equivalente a 1/3 de xícara de açúcar)

2 colheres de chá de fermento em pó

1/4 de xícara de farelo de trigo

1 colher de chá de canela moída

1 colher de chá de pimenta-da-jamaica

1/2 colher de chá de gengibre moído

1/2 colher de chá de sal (opcional)

1 1/2 xícara de aveia trilhada

1 xícara de damascos (cortados em pedaços bem pequenos)

1/2 xícara de sementes de girassol descascadas

3/4 de xícara de purê de maçã light (veja a receita abaixo)

3/4 de xícara de suco de maçã

3 ovos

2 colheres de chá de óleo vegetal

1. Forre uma assadeira rasa de 20 x 30cm com papel-manteiga.
2. Numa tigela grande, misture a farinha de trigo integral, o adoçante, o fermento, o farelo de trigo, a canela, a pimenta-da-jamaica, o gengibre e o sal. Adicione a aveia trilhada, os damascos e as sementes de girassol.
3. Em outro recipiente, misture o purê e o suco de maçã, os ovos e o óleo e incorpore à mistura de farinha de trigo integral.
4. Despeje a massa na assadeira e espalhe por igual.
5. Asse a 200°C por 15 a 20 minutos ou até a massa ficar ligeiramente dourada. Deixe esfriar e corte em barras.

Rendimento: 16 barras.

### Purê de maçã light

1kg de maçãs picadas, sem casca nem sementes

1 xícara de água

1 colher de sopa de suco de limão

1/4 de xícara de adoçante em pó

1 colher de sopa de canela em pó

1 colher de sopa de pimenta-da-jamaica

1. Coloque as maçãs, a água e o suco de limão em uma panela e deixe ferver em fogo alto. Abaixe o fogo para a temperatura média, tampe a panela e deixe cozinhar por 20 minutos ou até que as maçãs estejam macias. Destampe e cozinhe por mais 10 minutos, mexendo de vez em quando.
2. Passe a mistura por um espremedor de batata e junte o adoçante, a canela e a pimenta-da-jamaica. Mantenha na geladeira até o dia seguinte.

## CAPÍTULO 6

# Fase 2

Parabéns! Você acaba de atingir o peso que pretendia.

Está na hora de voltar à página 39 e terminar de preencher a tabela. Compare a alimentação que você adotava na época com sua dieta atual. Tenho certeza de que ficará impressionado com a mudança.

Talvez seja difícil de acreditar, mas, quando cheguei ao peso desejado – perdi 10kg e 8cm de cintura –, tive que fazer um esforço consciente para comer mais e não continuar emagrecendo. Minha mulher disse que eu estava ficando magro demais.

### Fase 2 – Refeições e lanches

O objetivo da Fase 2 é aumentar o número de calorias ingeridas, a fim de manter o novo peso. Lembre-se da equação: a energia obtida por meio dos alimentos consumidos precisa ser igual à energia gasta para que o peso se mantenha estável. Nas últimas semanas, você vem ingerindo menos do que queima e usando suas reservas de gordura para compensar. Agora, para equilibrar essa diferença, começará a aumentar a ingestão de calorias.

A essa altura é importante fazer duas observações. Primeiro, seu corpo se acostumou a conviver com uma quantidade menor de calorias e, até certo ponto, se adaptou a isso. Resultado: ele hoje está mais eficiente do que costumava ser antes, quando você ingeria mais calorias do que gastava. Segundo, com o novo peso, seu organismo necessita de menos calorias para funcionar. Por exemplo, se você tiver perdido 10% do peso, precisa de 10% menos calorias.

A associação de um corpo mais eficiente a um peso menor faz com que você necessite somente de um ligeiro aumento na quantidade de calorias para equilibrar a equação calorias ingeridas/calorias gastas. O maior erro que as pessoas cometem quando terminam uma dieta é acreditar que podem consumir um número de calorias muito maior do que aquele de que o novo corpo realmente precisa. Conclusão: a diferença entre as duas fases é mínima. A Fase 2 oferece a oportunidade de fazer pequenos ajustes nas porções e acrescentar novos alimentos da categoria sinal amarelo. No entanto, a rigor, os fundamentos da Fase 1 continuam invioláveis. A seguir, apresento algumas sugestões de como modificar seu padrão alimentar na Fase 2.

### Café da manhã

- Aumente o tamanho da porção de cereais matinais – por exemplo, de 1/2 xícara para 2/3 de xícara de mingau de aveia.
- Acrescente uma fatia de torrada de pão integral e uma pequena porção de margarina.
- Dobre a quantidade de amêndoas fatiadas nos cereais.
- Sirva-se de uma fatia a mais de lombinho canadense.
- Tome um copo de suco de vez em quando.
- Acrescente uma das frutas proibidas – uma banana ou passas, por exemplo – ao cereal matinal.

### Almoço

Sugiro que o seu almoço continue exatamente como era na Fase 1 – a Dieta do Índice Glicêmico já permite algumas concessões nessa fase, pois nessa hora do dia quase sempre temos que comer fora de casa e num tempo limitado.

### Jantar

- Aumente a porção de arroz ou de massa de 3/4 de xícara para 1 xícara.
- Coma um bife maior (substitua um filé de 120g por um de 170g). Mas só faça isso de vez em quando, em ocasiões especiais, e não todo dia.
- Consuma mais azeitonas e nozes, porém fique atento ao tamanho das porções, pois esses alimentos contêm grande quantidade de calorias.
- Experimente comer uma espiga de milho com um pouquinho de margarina com gordura não hidrogenada.
- Acrescente 1 fatia de pão de centeio integral ou *pumpernickel.*
- Coma 1 fatia magra de carne de cordeiro ou de porco (no máximo, uma porção de 120g).

### Lanches

*Atenção:* siga estritamente a quantidade ou o tamanho da porção.

- pipoca de microondas light, no máximo 2 xícaras
- nozes, de 8 a 10 unidades
- chocolate amargo, 1 ou 2 quadrados (veja o texto a seguir)
- banana, 1 unidade
- sorvete diet, 1 bola

### Chocolate

Muitas pessoas simplesmente não conseguem conceber a idéia de um mundo sem chocolate. A boa notícia é que nessa fase da dieta é permitido consumir esse alimento em quantidades limitadas.

O chocolate costuma conter muita gordura saturada e açúcar, o que o torna bastante engordativo. No entanto, o chocolate que possui grande quantidade de cacau (60 a 70%) tem menos gordura e menos açúcar. Portanto, até dois quadradinhos de chocolate amargo, mastigados com toda a calma ou, melhor ainda, dissolvidos na boca, bastam para satisfazer o desejo dos chocólatras.

## Álcool

Chegou a hora pela qual muitos leitores esperavam. Na Fase 2, a ingestão diária de um copo de vinho – de preferência tinto e no jantar – não só é permitida como também encorajada. Foi realizado um grande número de pesquisas sobre os benefícios do álcool para a saúde cardíaca. Descobriu-se que o vinho tinto, rico em flavonóides, quando ingerido com moderação (um copo ao dia), pode ajudar a diminuir o risco de ataques cardíacos e derrames. A teoria diz que um copo de vinho faz bem, porém não é verdade que dois copos façam mais bem ainda. Um copo proporciona os benefícios ideais.

Como no caso do café, se você for tomar um copo de vinho por dia, que seja um copo grande. Meu filho mais velho acreditou nas minhas pregações sobre o vinho e me presenteou com uma assinatura de uma revista especializada nessa bebida. Foi o presente mais caro que já recebi, porque, desde então, se abriu diante de mim um mundo novo de vinhos e classificações. Meu gasto por garrafa dobrou ou triplicou, mas o meu argumento é o seguinte: estou bebendo menos, por isso posso me dar ao luxo de fazer certas extravagâncias.

Como aficionado por cerveja, gosto de tomar uma de vez em quando, como alternativa ao vinho. No final de 1999, esse hábito recebeu o endosso de um grupo de cientistas. Eles relataram que a cerveja (quando consumida com moderação) reduz o colesterol e, portanto, as doenças cardíacas. Além disso, adia a menopausa e reduz o risco de diversos tipos de câncer. Observaram também que essa bebida tem propriedades antiinflamatórias e antialérgicas e um efeito positivo sobre a densidade óssea. Eu me preocupo com qualquer produto que seja alardeado como a cura milagrosa para todos os males, porém um copo de cerveja certamente fará mais bem do que mal.

Se for beber, faça isso durante as refeições. A comida retarda a absorção do álcool, minimizando seu impacto.

## É assim que você pode comer pelo resto da vida

Com todas essas novas opções da Fase 2, a tentação de exagerar é grande. Se os quilos perdidos reaparecerem, simplesmente volte à Fase 1 durante um tempo. Você ficará surpreso com a rapidez com que o equilíbrio será restaurado.

A Fase 2 apresenta a maneira como você poderá se alimentar pelo resto da vida – se sentirá melhor e sua aparência também vai ser beneficiada. Você ganhará mais energia e deixará de ter problemas de hipoglicemia. Um dos motivos que o fará ter mais energia é a eliminação do excesso de gordura. Pode ser interessante pegar uma mochila e enchê-la de objetos até chegar ao peso correspondente àquele que você perdeu até agora. Carregue-a durante uma ou duas horas e depois agradeça por não ter mais que suportar todo esse fardo. É uma motivação e tanto.

A oportunidade de obter sucesso com esta dieta está em suas mãos. Procurei apresentar um plano simples, porém motivador, que não o deixará passar fome, ficar cansado demais nem confuso. Está tudo neste livro – o resto é com você.

Assim, coloque a mochila nas costas durante algumas horas, limpe o armário da cozinha e vá ao supermercado. Lembre-se de estacionar o mais longe possível da entrada e aproveite para dar uma caminhada. O primeiro passo é o começo de tudo.

## Capítulo 7

# Exercícios físicos

Diz a sabedoria convencional que os exercícios são um componente essencial de um programa de emagrecimento. Mas, de acordo com algumas pesquisas, não é bem assim. Embora qualquer aumento no nível de atividade física de um indivíduo eleve seu gasto calórico, o impacto real sobre o período de emagrecimento, que é relativamente curto (em geral, 12 a 24 semanas), é pequeno. A longo prazo, porém, os exercícios são excelentes para a manutenção do novo peso. Por exemplo, se você pudesse fazer uma caminhada rápida durante 30 minutos por dia, sete dias por semana, queimaria calorias equivalentes a quase 10kg de gordura por ano. Portanto, na Fase 1 desta dieta os exercícios não são fundamentais para a perda de peso, mas são um elemento relevante na Fase 2.

A atividade física tem sido uma parte importante da minha vida desde os meus 38 anos, quando fui humilhado pelo meu filho, que tinha sete anos. Ele me desafiou a fazer uma corrida ao redor do quarteirão – e venceu. Reconheço que muitas pessoas não querem nem ouvir falar em exercícios, talvez seja o seu caso. No entanto, antes de fugir do assunto, procure ler as informações a seguir. Se, mesmo assim, não estiver convencido de que deve continuar a leitura, então este capítulo não é para você.

A prática regular de exercícios:

1. ajuda a manter o peso;
2. reduz radicalmente o risco de doenças cardíacas, derrame, diabetes e osteoporose;

3. aumenta o bem-estar mental e eleva a auto-estima;
4. melhora o sono.

O sedentário que, por curiosidade, tiver lido até aqui deve prosseguir para ver se as seguintes objeções à prática regular de exercícios parecem ter saído da sua boca: "Dói", "Não tenho paciência para exercícios", "Não tenho tempo". Vou abordar essas três desculpas.

Examinarei primeiro o argumento da dor e do desconforto. Essa reação provavelmente é resultado de uma experiência marcada pelo exagero. Muitas pessoas têm em casa aparelhos de exercícios adquiridos num momento de entusiasmo excessivo – talvez associado às resoluções para o ano novo. Algumas semanas depois, dores musculares fazem com que a bicicleta ergométrica, a esteira ou algum outro equipamento mais sofisticado seja enfurnado naquele depósito escuro onde costumamos colocar coisas "que podem ser úteis um dia". Conhece essa história?

Para evitar dores musculares, comece aos poucos e vá aumentando gradualmente a intensidade e a duração dos exercícios. Há 14 anos, eu corria sempre, às vezes 40 ou 50km por semana. Infelizmente, desenvolvi uma hérnia de disco (que não teve nada a ver com meu hábito de correr) e fui obrigado a suspender essa atividade por nove anos. Embora eu tenha mantido o peso durante esse tempo, quando voltei a correr tive problemas que jamais imaginei possíveis. No primeiro dia de retorno, calcei meus novos tênis e lá fui eu. Oitocentos metros depois, parei, perdi o fôlego, minha respiração ficou curta, meus joelhos doíam, tive cãibra na panturrilha. Você deve estar pensando "Bem feito!", confirmando que praticar exercícios é algo doloroso.

Estou contando essa história porque tive que aprender da maneira mais difícil. Correr é uma excelente atividade física, mas exige muito do corpo, sobretudo para quem já passou dos 40 anos.

Como estou nessa faixa etária, a saída foi descobrir uma alternativa que demandasse menos esforço e que fosse mais adequada à realidade do meu organismo. Decidi que passaria a caminhar. Praticamente qualquer pessoa pode fazer isso. E, se você começar aos poucos e for aumentando a intensidade e a duração desse exercício de forma gradual, não sentirá nenhuma dor (veja a página 103).

A segunda objeção à prática de exercícios é a falta de paciência. Concordo. Embora algumas atividades realizadas ao ar livre, como correr, caminhar e andar de bicicleta, raramente sejam chatas, o calor ou o frio extremo, dependendo do clima da região onde você vive, pode desestimulá-lo. Os nove anos em que me exercitei em casa usando a bicicleta ergométrica foram um desafio e tanto. Tudo bem, essa não era minha única opção. Muitas pessoas freqüentam academias tanto pela motivação ("já que estou pagando, é melhor eu aproveitar") quanto pela interação social e pelo estímulo mútuo. Os mais abastados podem se dar ao luxo de ter um personal trainer, mas esse não é um recurso viável para a maior parte das pessoas.

No meu caso, como não havia nenhuma academia por perto, escolhi usar a bicicleta ergométrica. A solução para o tédio foi aproveitar uma antiga televisão que meus filhos abandonaram quando saíram de casa e um videocassete velho. Eu gravava atrações transmitidas entre meia-noite e 6h e as via enquanto me exercitava. Pedalava assistindo a filmes de James Bond, documentários de Jacques Cousteau e programas de variedades. Jamais me senti entediado. Na verdade, às vezes me distraía tanto com os programas que acabava pedalando mais tempo do que havia programado. Um pouco de criatividade (como ouvir música, simplesmente) pode tornar mais interessante a prática de exercícios em casa.

A última desculpa é a falta de tempo. Se você considerar os benefícios que obterá em termos de saúde e forma física, dedicar 30 minutos por dia a essa atividade certamente não lhe parecerá nada excessivo. Essa deve ser sua meta, embora eu saiba que muitas pessoas vão querer aumentá-la assim que começarem a ver os notáveis progressos que a prática de exercícios é capaz de proporcionar apenas com esses poucos minutos.

Quanto à melhor hora do dia para se dedicar a uma atividade física, veja a qual destes dois grupos você pertence: ao das pessoas que gostam de se exercitar pela manhã, ao acordar, ou ao daquelas que vão se aquecendo durante o dia até chegar ao máximo do seu desempenho à noite. Sugiro que você programe suas atividades diárias de acordo suas preferências. Lá em casa, eu sou aquele que gosta de se levantar cedo, que não consegue se imaginar fazendo exercícios no fim do dia. Minha mulher, porém, detesta acordar cedo, mas, em compensação, fica bastante disposta à noite. Não preciso nem dizer que não nos exercitamos juntos. Portanto, escolha a melhor hora para você – pela manhã, para começar o dia bem-disposto, ou ao anoitecer, para relaxar a tensão. Qualquer que seja sua decisão, os exercícios serão um componente agradável da sua rotina.

Para muitas pessoas, o aumento progressivo do seu nível de condicionamento físico faz com que elas durmam melhor, acordem mais descansadas e demorem menos para sair da cama pela manhã. Só esse fato libera mais tempo para a prática da atividade física, e o seu dia não fica tão sobrecarregado.

Quando falo em "exercícios", estou me referindo a atividades aeróbicas, que aumentam o ritmo cardíaco e nos fazem respirar com mais força e rapidez. Porém, antes de analisar as opções, vou explicar um pouco mais os motivos que me levam a abordar esse assunto.

## O emagrecimento e a manutenção do peso

É fundamental esclarecer um ponto importante desde já: os exercícios não substituem a dieta – ela terá muito mais impacto sobre a perda de peso do que a atividade física. O que me chamou a atenção para essa questão foi uma competição de remo entre as universidades de Oxford e Cambridge a que assisti no rio Tâmisa. O remo, ao lado do pólo aquático, é considerado o mais rigoroso teste de resistência para o corpo, e o trajeto da disputa tem mais de 6km. Fiquei surpreso ao constatar que cada um dos participantes consome o equivalente em calorias a uma única barra de chocolate durante todo o percurso. Portanto, fica evidente que é necessário um enorme gasto de energia para compensar maus hábitos alimentares. Mas os exercícios são um complemento essencial da dieta. Juntos, os dois proporcionam o emagrecimento ideal e, mais importante, permitem a manutenção do novo peso.

A atividade física atua exatamente da mesma maneira que a dieta na redução e no controle do peso. Quando gastamos mais energia (calorias) do que ingerimos, o organismo usa as reservas de energia (gordura) para compensar esse desequilíbrio. Os exercícios queimam calorias. Na verdade, toda e qualquer ação que realizamos produz esse resultado. Assim, subir pela escada em vez de usar o elevador no trabalho, saltar do ônibus um ou dois pontos antes ou estacionar o mais longe possível da entrada do shopping ou do supermercado exigem uma atividade extra na rotina diária e, portanto, mais calorias são queimadas. Como ressaltei antes, se você fizesse uma caminhada rápida de 30 minutos por dia, perderia automaticamente cerca de 10kg por ano. Por quê? Porque esse esforço consome quase 200 calorias extras. Multiplique esse valor por 365 dias e terá algo em torno de 73 mil calorias, ou aproximadamente 10kg (cerca de 500g = 3,6 mil calorias).

Observação: o cálculo que determina que uma caminhada de 30 minutos (2,5km) queima aproximadamente 200 calorias é feito com base no desempenho de uma pessoa de 68kg. Os indivíduos mais pesados perderão mais calorias em 30 minutos, enquanto os mais leves perderão menos. Quanto mais rápida a caminhada, maior a quantidade de calorias eliminadas.

Os exercícios proporcionam mais dois benefícios para a perda e o controle do peso. Em primeiro lugar, aceleram o metabolismo – a taxa de queima de calorias *mesmo após o término da atividade física*. Em outras palavras, os benefícios continuam nas horas subseqüentes. Os exercícios praticados pela manhã são particularmente positivos, pois definem o ritmo do metabolismo ao longo do dia. O outro bom resultado proporcionado pela atividade física é o aumento da massa muscular. A partir dos 25 anos, o corpo perde 1,5% de massa muscular por ano. As dietas ricas em proteínas podem acelerar esse processo. Porém, quando exercitamos regularmente os músculos, conseguimos minimizar ou reverter esse problema. E qual é a importância disso? É simples: quanto mais massa muscular, mais energia (calorias) os músculos queimam. Quando estamos em repouso ou até mesmo dormindo, os músculos estão usando energia. Assim, manter ou aumentar a massa muscular contribui para a eliminação de calorias e o emagrecimento.

Embora a prática regular de uma atividade física ajude a reduzir a perda de massa muscular, são especificamente os exercícios de resistência – os que são realizados com pesos, faixas elásticas e barras – que constroem a massa muscular. Aposto que você já deve estar imaginando aquelas pessoas musculosas, executando exercícios intermináveis e dolorosos com halteres ou aparelhos. No entanto, como mostrarei adiante, não precisa ser assim. Algumas alternativas simples podem fazer maravilhas para tonificar e restaurar os músculos flácidos.

No capítulo 8, voltarei a falar nos benefícios dos exercícios para o organismo quando analisar o impacto que o peso tem sobre a saúde, em particular sobre a ocorrência de doenças cardíacas e derrames.

## Primeiros passos

Agora que você já se convenceu da importância dos exercícios, que tal dar os primeiros passos?

1. Escolha uma modalidade de exercício que você aprecie. O caminho mais curto para abandonar um programa desse tipo é fazer algo do qual você não goste. É melhor optar por uma atividade que use os maiores grupos musculares, ou seja, as pernas, a área abdominal e a região lombar. Essas partes do corpo queimam mais calorias justamente por serem mais extensas. Caminhar, correr ou pedalar são excelentes opções.
2. Tente conseguir o apoio da família e dos amigos. Se possível, encontre alguém que o acompanhe na prática do exercício.
3. Defina metas e mantenha um registro das suas atividades. Incluí, no final do livro, uma tabela na qual você poderá anotar os exercícios, o que o ajudará a permanecer na linha. Pendure-a na porta da geladeira ou no banheiro.
4. Consulte seu médico e um professor de Educação Física e peça a aprovação deles para o programa de exercícios.

No apêndice V, apresento uma relação do gasto calórico proporcionado por uma série de atividades físicas, considerando três faixas de peso e a prática por um período de 30 minutos. Agora, examine as seguintes opções de exercícios.

## Atividades ao ar livre

### Caminhada

Este é o programa de exercícios mais simples e, para a maior parte das pessoas, o mais fácil de começar e seguir. Seu objetivo deve ser caminhar 30 minutos por dia, sete dias por semana. Se você acrescentar uma caminhada de uma hora no fim de semana, pode tirar um dia de folga entre segunda e sexta-feira. Como mencionei antes, estou falando de caminhada rápida. Seu ritmo cardíaco e respiratório deve se acelerar, mas nunca se exercite a ponto de ficar sem fôlego para conversar com quem estiver ao seu lado.

Você não precisará de roupas nem de equipamentos especiais, apenas de tênis confortáveis. E caminhar não é algo entediante, pois você sempre poderá mudar o trajeto e observar o mundo enquanto se exercita. Caminhe com um amigo, que poderá lhe dar apoio, ou vá sozinho e aprecie a natureza ou, então, aproveite o tempo para refletir. Eu costumo usar minhas caminhadas matinais para pensar sobre a vida. Quando nos exercitamos, a quantidade de sangue repleto de oxigênio que chega ao cérebro é muito maior.

Uma ótima idéia é incorporar a caminhada diária ao trajeto que você faz até o trabalho. Eu, por exemplo, salto do ônibus três pontos antes. Isso equivale a cerca de 2,5km, portanto ando quase 5km por dia. Se você for de carro para o trabalho, experimente estacionar a 2,5km de distância da entrada do prédio e caminhe. Talvez o novo estacionamento seja até mais barato.

### Corrida

Essa modalidade de exercício se assemelha à caminhada, mas é necessário ter o cuidado de usar tênis que protejam as articulações de possíveis lesões. A vantagem da corrida em relação à caminhada é que o número de calorias queimadas no mesmo período praticamente dobra – em 30 minutos, são gastas 400 calorias na corrida versus 200 calorias na caminhada rápida. Ao caminhar, experimente correr alguns metros e veja como se sente. A corrida acelera o ritmo cardíaco, o que é excelente para a saúde do coração. Esse órgão é basicamente um músculo e, como todos os músculos, é beneficiado pelos exercícios – em geral, quanto mais atividade física, melhor. Será ótimo se você se adaptar à corrida, pois essa talvez seja a modalidade mais simples e mais eficaz: proporciona um uso eficiente do tempo, pode ser praticada a qualquer hora e em qualquer lugar, além de não envolver grandes gastos.

### Ciclismo

Assim como a caminhada, a corrida e o montanhismo, o ciclismo é uma maneira agradável de queimar calorias e quase tão eficaz quanto a corrida. À parte o custo da bicicleta, é uma atividade barata que pode ser praticada em quase qualquer lugar e a qualquer hora. Com o uso de uma bicicleta ergométrica, tem ainda a vantagem de se adequar a espaços fechados.

O ciclismo proporciona uma boa oportunidade para quem gosta de quebrar a rotina. Quando ando de bicicleta, posso visitar outras comunidades que ficam fora do trajeto que percorro habitualmente nas caminhadas.

### Natação

A natação, assim como a patinação, é uma excelente alternativa para as modalidades descritas anteriormente, inclusive em termos de gastos calóricos. Um dos esportes mais completos para o corpo humano, ela proporciona um grande número de benefícios à saúde, como aumento da resistência física e cardiopulmonar; diminuição da taxa de colesterol, o que facilita o metabolismo; melhoria da qualidade do sono e da coordenação motora; e redução do estresse. Além disso, ajuda a definir a silhueta. É uma ótima opção para quem apresenta problemas de coluna, osteoporose e artrose. Tem ainda a vantagem de oferecer poucos riscos de ocorrência de lesões, uma vez que a água amortece o impacto dos movimentos.

Se você possui uma piscina em casa ou mora próximo ao mar, aproveite. Caso contrário, procure um clube ou uma academia onde possa praticar essa atividade.

### Esportes

Embora de um modo geral os esportes sejam maravilhosos para queimar calorias, nem sempre é possível incluí-los numa rotina regular. Muitos deles exigem a participação de outras pessoas, equipamentos e instalações – fator que conspira contra um programa de exercícios equilibrado e contínuo. Em todo caso, partidas eventuais podem ser um ótimo estímulo para seu esquema habitual. A prática ocasional de esportes como futebol, vôlei, basquete e tênis é excelente como apoio a um plano básico de exercícios, mas não substitui uma programação regular, de cinco a sete vezes por semana.

### Atividades em ambientes fechados

Quando a prática de exercícios ao ar livre não é possível por questões climáticas ou por quaisquer outros motivos, há a opção das academias de ginástica. Elas oferecem diversos equipamentos sofisticados, a orientação de profissionais especializados e o apoio de outros freqüentadores.

Se você não é do tipo que aprecia roupas de lycra justas no corpo, a alternativa mais simples é exercitar-se em casa. A bicicleta ergométrica é um dos equipamentos mais baratos e também o melhor. Os modelos mais recentes trabalham com resistência magnética, e não mais com a velha correia de couro. Isso proporciona uma ação mais suave e um ajuste mais preciso da tensão.

Outra vantagem é que essas novas versões não são barulhentas, algo muito importante para quem gosta de fazer exercícios ouvindo música ou assistindo à televisão.

O preço de uma bicicleta ergométrica varia de acordo com seus recursos e seu grau de sofisticação. O importante é verificar a qualidade do ajuste da tensão e examinar as opções de altura do assento; depois, é só acionar o programa e começar a pedalar. Você ficará surpreso com a rapidez com que o tempo passa. Muitas vezes, acabei me concentrando tanto no programa ao qual estava assistindo que ultrapassei o tempo que havia estabelecido para me exercitar. Vinte minutos de bicicleta ergométrica consomem tantas calorias quanto 30 minutos de caminhada rápida.

Se você não gosta de ciclismo, experimente a esteira. Esse é um equipamento caro, e é importante ter em mente que os modelos menos sofisticados não agüentam pessoas muito pesadas. Prepare-se para gastar um bom dinheiro e verifique se a versão escolhida permite aumentar e diminuir a inclinação.

Observação: os especialistas apóiam a orientação de que qualquer atividade extra é melhor do que o sedentarismo. Não questiono essa afirmação, mas a experiência mostra que o programa não funcionará se a pessoa começar a substituir um esquema regular de exercícios por ações como lavar o carro ou brincar de bola com o cachorro. Continue a cuidar das plantas, a lavar as janelas ou a fazer qualquer coisa de que você goste, porém não se deixe enganar: essas práticas jamais terão um impacto significativo sobre seu plano de emagrecimento ou de manutenção do peso.

### Treinamento de resistência

Chegou a hora de prestar atenção na recomposição da massa muscular. Lembre-se: depois dos 40 anos, perdemos de 2 a 3kg de músculos por década – ou seja, de 2 a 3kg de músculos que queimam calorias. Os músculos consomem energia até em repouso.

Os equipamentos utilizados para treinamento de resistência variam dos mais complexos e caros aos mais simples e baratos. É possível montar verdadeiras academias em casa. No entanto, para a maior parte das pessoas, existem recursos muito mais fáceis: pesos livres e – a minha opção preferida – as faixas elásticas de borracha (do tipo Thera-Band). Elas são confeccionadas em espessuras variadas que oferecem níveis cada vez maiores de resistência à medida que a pessoa recupera e desenvolve a força muscular.

Essas faixas vêm em rolos com cerca de 15cm de largura e em cores diversas que correspondem às diferentes espessuras – quanto mais grossa a faixa, maior o esforço necessário para esticá-la. A grande vantagem de usar esse material é que ele é barato e tão leve que pode ser carregado para qualquer lugar. Além disso, proporciona um estímulo progressivo, uma vez que a pessoa vai alcançando níveis de resistência cada vez mais altos (existem oito níveis). No apêndice VI você encontrará instruções de exercícios com as faixas.

Depois de seguir esse treinamento por dois anos, atingi o nível de resistência máxima, por isso comecei a utilizar também pesos (caneleiras de 2kg) nos punhos e tornozelos. As faixas elásticas e os pesos são vendidos em lojas de artigos esportivos e de fisioterapia.

Experimente alguns exercícios de resistência, concentrando-se nos grupos musculares maiores – pernas, braços e tórax –, que queimam mais calorias. Esse tipo de treinamento, destinado a recompor e fortalecer a massa muscular, deve ser acrescentado ao seu programa regular de atividade aeróbica para complementá-lo, e não para substituí-lo. A associação desses dois tipos de exercícios funciona muito melhor do que um deles isoladamente. Os de resistência têm que ser realizados com o intervalo de um dia, para que os músculos tenham tempo de se recuperar.

No apêndice VI apresento uma abordagem geral do tema atividade física, inclusive instruções para exercícios de aquecimento, força e alongamento.

Resumindo:

1. Um programa regular de exercícios acelera o processo de emagrecimento e ajuda a manter o peso desejado. Além disso, melhora a saúde (especialmente a saúde do coração), produz a sensação de bem-estar e beneficia o sono. É o melhor investimento de 30 minutos por dia que alguém pode fazer.
2. Escolha uma atividade adequada à sua personalidade e aos seus horários.
3. Siga o programa. Incorpore-o à sua vida pelo menos cinco dias por semana – de preferência, todos os dias.

## Capítulo 8

# Saúde

Os alimentos, na verdade, são como remédios. Eles têm enorme influência na saúde, no bem-estar e no estado emocional. Costumamos nos alimentar de quatro a cinco vezes por dia, em geral privilegiando o sabor da comida em detrimento do seu valor nutricional. Tomar medicamentos com base nesse mesmo raciocínio seria absolutamente inaceitável.

Os alimentos corretos podem ajudá-lo a manter a saúde, a aumentar seu tempo de vida, a ter mais energia e a melhorar seu bem-estar e suas horas de sono. Se você associar a alimentação adequada à prática de exercícios, estará fazendo tudo o que pode para permanecer saudável, em forma e bem-disposto. O resto é uma questão de genética e sorte.

Abordarei a seguir o papel da alimentação e dos exercícios na prevenção de doenças.

### Doenças cardíacas e derrame

Como fui presidente da Heart and Stroke Foundation of Ontario durante 15 anos, é natural que eu comece por esses problemas. No entanto, há um motivo ainda mais importante: as doenças cardíacas e o derrame são responsáveis por 40% das mortes na América do Norte. Por incrível que pareça, trata-se de um sinal de progresso. Quando comecei a trabalhar nessa instituição, o percentual estava em torno de 50%.

Esta é uma história que envolve uma notícia boa e outra má. A boa notícia é que os avanços em cirurgia, remédios e serviços de emergência salvaram muitas vidas naquele período. A má notícia é que poderíamos ter evitado o dobro das mortes se tivéssemos emagrecido, praticado exercícios regularmente e parado de fumar. Embora o tabagismo entre adultos tenha se reduzido de forma acentuada (infelizmente, isso não aconteceu entre os adolescentes), estamos comendo mais e nos exercitando menos. O resultado desse comportamento é o inevitável aumento da obesidade e da perda da saúde. Estima-se que, se adotássemos um estilo de vida apenas moderado, poderíamos reduzir à metade o número de mortes provocadas por essas doenças. Embora os problemas cardíacos, assim como a maior parte dos tipos de câncer, sejam principalmente males da velhice, quase metade das pessoas que sofrem ataques cardíacos tem menos de 65 anos de idade.

Já ouvi muitos comentários do tipo: "Para que vou me preocupar? Se eu tiver um ataque cardíaco, os remédios vão me salvar." As drogas podem evitar a morte imediata, mas o que as pessoas não sabem é que, nesses casos, o coração sofre danos irreversíveis, uma vez que suas células não se reproduzem. (Você já se perguntou por que não existe câncer de coração? É por isso.) Após um ataque cardíaco, esse órgão tem que trabalhar mais para compensar os estragos – algo que ele não consegue fazer. Por esse motivo, vai se degenerando aos poucos, a circulação falha e os pulmões enchem-se de líquido. A morte por falência cardíaca congestiva é terrível, portanto faça o possível para evitar os fatores que contribuem para isso.

No que diz respeito à alimentação, a questão é simples: quanto mais gorda a pessoa estiver, maior será sua probabilidade de sofrer um ataque cardíaco ou um derrame. Os dois principais elementos que associam a alimentação ao infarto e ao derrame são o colesterol e a hipertensão (pressão alta). Prometi, no começo do livro, que não trataria extensamente das complexidades da ciência da nutrição, pois o essencial são os resultados que ela produz. No entanto, um pouco desse conhecimento é útil para entender o papel e a importância da hipertensão e do colesterol.

A hipertensão, ou pressão alta, é o precursor da doença cardíaca e do derrame. Ela sobrecarrega o sistema arterial, acelerando seu envelhecimento e sua deterioração, o que causa danos arteriais, coágulos sangüíneos, infarto e derrame. Um estudo canadense realizado em 1997 revelou que os adultos obesos na faixa dos 18 aos 55 anos corriam um risco 5 a 13 vezes maior de desenvolver hipertensão. Outra pesquisa mostrou que uma dieta com baixo teor de gordura, associada a um aumento significativo do consumo de frutas e hortaliças (de 6 a 10 porções por dia), reduz a pressão arterial. Moral da história: emagreça e coma mais frutas e hortaliças para ajudar a baixar a pressão arterial. Em outras palavras, adote a Dieta do Índice Glicêmico.

O colesterol é essencial para o metabolismo. No entanto, o colesterol alto é um problema, pois se trata de um dos principais componentes das placas que podem se acumular nas artérias e acabar interrompendo o fornecimento de oxigênio para o coração (causando um ataque cardíaco) ou para o cérebro (provocando um derrame). Para complicar ainda mais esse quadro, existem duas formas de colesterol: o HDL, o colesterol bom, e o LDL, o colesterol ruim. O ideal é elevar os níveis de colesterol HDL e reduzir os de LDL.

O maior vilão do aumento do nível de colesterol LDL é a gordura saturada, que em geral é sólida na temperatura ambiente. Ela é encontrada sobretudo na carne e no leite integral e seus derivados. As gorduras poliinsaturadas e monoinsaturadas, por sua vez, não apenas reduzem os níveis de LDL como também aumentam os de HDL. Em suma: não deixe de incluir gordura na sua alimentação, mas opte pelas benéficas e altamente benéficas. (Veja mais detalhes sobre as gorduras no capítulo 1.)

## Diabetes

A diabetes tem um certo grau de parentesco com as doenças do coração, uma vez que a maior parte de seus portadores morre em conseqüência das complicações cardíacas que ela causa, e não da diabetes em si. E a incidência dessa doença vem crescendo vertiginosamente: estima-se que dobre nos próximos 10 anos. No Brasil, um estudo realizado pelo Ministério da Saúde em 2001 apontou a existência de 11 milhões de diabéticos.

As principais causas da forma mais comum de diabetes, o tipo 2, são o excesso de peso e o sedentarismo, e a epidemia da doença está fortemente relacionada à atual tendência à obesidade. O exemplo mais dramático dessa ligação pode ser observado entre a população de índios nativos do Canadá – em algumas comunidades, a diabetes afeta quase metade dos adultos. Antes da colonização da América do Norte pelos europeus, os povos indígenas alternavam épocas de abundância com períodos de escassez. Quando havia fartura de alimentos, tanto de origem vegetal quanto de origem animal, o excesso era armazenado em seu organismo na forma de gordura. Nas épocas de fome, como o inverno, seu corpo usava as reservas de gordura. Isso fez com que seu organismo desenvolvesse o "gene da parcimônia", e os que utilizavam a comida com mais eficácia sobreviviam – um exercício darwiniano clássico de sobrevivência do mais apto. Quando a necessidade de caçar ou de colher alimentos – ou seja, a necessidade de se exercitar – é eliminada ou substituída por uma visita ao supermercado, o resultado é inevitável: ocorre um aumento substancial da obesidade e, com ela, vem a diabetes.

Os alimentos com IG baixo, que liberam o açúcar mais lentamente na corrente sangüínea, parecem desempenhar um papel importante no controle dessa doença. Portanto, a Dieta do Índice Glicêmico oferece tanto a oportunidade de emagrecer quanto um auxílio no controle da diabetes. A prevenção, porém, é a melhor solução, por isso inicie a Dieta do Índice Glicêmico e o programa de exercícios e comece a emagrecer hoje mesmo.

## Câncer

A associação entre câncer e alimentação é menos nítida. No entanto, um relatório global elaborado pelo American Institute for Cancer Research mostrou que 30 a 40% dos casos de câncer estão diretamente associados às escolhas alimentares. Sua principal recomendação é que as pessoas optem por uma alimentação em que predominem hortaliças, frutas e grãos, ou seja, como recomenda a Dieta do Índice Glicêmico.

## Capítulo 9

# Suplementos alimentares

Na época em que eu era um jovem gerente de uma conta de publicidade no Reino Unido, uma nutricionista me apresentou um breve resumo dos suplementos de vitaminas que o laboratório Miles Labs, dos Estados Unidos, pretendia lançar na Inglaterra. Ela era cética quanto à aceitação, entre os ingleses, das terapias com polivitamínicos que os norte-americanos estavam adotando e questionava sua real necessidade. Seu comentário – "nosso sistema de esgotos contém a maior concentração de vitaminas do mundo" – ainda ressoa na minha cabeça sempre que surge a questão das vitaminas e de outros suplementos alimentares.

Existe uma grande dose de verdade no que ela disse. A maioria das pessoas ingere pelo menos os níveis mínimos recomendados da maior parte das vitaminas e minerais. No entanto, muitos dados mostram que a DDR (dose diária recomendada) pode ser insuficiente em determinados casos. Essa é uma área de pesquisas dinâmica, bastante suscetível a mudanças, pois a cada dia surgem novas informações. Com base nos conhecimentos mais recentes, forneço a seguir algumas diretrizes que podem ser úteis.

### Vitamina B

Existem indicações crescentes de que as vitaminas B – ou, mais especificamente, B6, B12 e ácido fólico – são essenciais no combate à homocisteína, que ataca nossas artérias. Essa substância química surge da digestão de proteína animal, o que mais uma vez sugere que as dietas ricas em proteínas podem ser um perigo para a saúde.

Como doses excessivas de algumas vitaminas do complexo B podem ser perigosas, os níveis presentes na maior parte dos polivitamínicos que as pessoas costumam tomar diariamente (5mg de B12, 2mg de B6, 400mcg de ácido fólico) são suficientes para compensar qualquer possível deficiência alimentar.

## Vitamina C

Essa certamente é a vitamina mais popular, principalmente por causa de sua associação com a prevenção e a melhora dos resfriados. Existem poucos dados que sustentem essa afirmação tradicional, mas sabemos que a vitamina C é essencial para os músculos, os ligamentos e as articulações.

Embora a Dieta do Índice Glicêmico, com sua ênfase em frutas e hortaliças frescas, certamente supra suas necessidades básicas de vitamina C, um polivitamínico uma vez por dia pode ajudar.

## Vitamina D

Essa é a verdadeira vitamina do sol. Embora ela exista no leite e em peixes gordurosos, o organismo só a produz quando é exposto à luz solar.

A vitamina D é importante porque facilita o processamento do cálcio destinado aos ossos. Isso é essencial para pessoas acima de 50 anos, em especial as mulheres, para prevenir a osteoporose. A carência de vitamina D também pode provocar dores parecidas com as que são causadas pela artrite.

A Dieta do Índice Glicêmico, com sua ênfase no leite desnatado e em peixes, pode ser útil, mas não lhe fará mal nenhum tomar um polivitamínico, que normalmente contém 400UI dessa vitamina, a dose diária recomendada.

## Vitamina E

A vitamina E tornou-se milagrosa na década de 1990, quando se sugeriu sua capacidade de diminuir a incidência de doenças cardíacas, do mal de Alzheimer e de determinados tipos de câncer. Há muitos estudos importantes em andamento, embora os relatórios mais recentes sobre problemas cardíacos sejam um tanto ou quanto contraditórios.

A vitamina E está pouco representada nos complexos vitamínicos. A dose diária recomendada é de 100 a 400UI, mas os polivitamínicos normalmente contêm apenas de 30 a 50UI. A Dieta do Índice Glicêmico fornece um bom suprimento natural dessa vitamina, encontrada em óleos vegetais e nozes (que também são fontes da gordura benéfica). No entanto, seria necessário ingerir uma quantidade significativa dessas gorduras vegetais para completar os níveis indicados. Sendo assim, tomar 400UI de vitamina E por dia é uma boa idéia, e os riscos são mínimos. Muitos cardiologistas consomem esse suplemento, o que é uma excelente recomendação.

## Óleo de peixe

Descobriu-se que um óleo específico, chamado ômega-3, é muito benéfico para a saúde, sobretudo para o coração. Trata-se de um ácido graxo encontrado principalmente nos peixes de água fria, em especial no salmão, bem como nas sementes de linhaça e de canola. É pouco provável que você coma salmão todos os dias, mas o óleo desse peixe já é comercializado em cápsulas. Eu tomo duas delas no café da manhã todos os dias (2.000mg). Os dados apresentados pelas pesquisas que revelam os benefícios do ômega-3 são impressionantes, e grande parte deles vem de estudos canadenses realizados com o povo inuíte, que não adota o que consideramos uma dieta saudável para a saúde do coração – sua alimentação é rica em gordura animal e quase não contém frutas nem hortaliças. No entanto, o fato de esse povo consumir peixes de água mais fria, ricos em ômega-3, parece lhes oferecer proteção contra doenças cardíacas.

Resumindo:

A Dieta do Índice Glicêmico certamente contém vitaminas suficientes para suprir suas necessidades diárias. No entanto, se estiver preocupado, tome um polivitamínico diariamente – isso não oferece riscos nem onera o bolso. O acréscimo de uma cápsula de vitamina E por dia é opcional, mas fique atento às pesquisas sobre essa vitamina. Se a saúde cardíaca for o ponto mais importante para você, use as cápsulas de óleo ômega-3.

# Apêndice I

## Tabela completa de alimentos da Dieta do Índice Glicêmico

| | SINAL VERMELHO | SINAL AMARELO | SINAL VERDE |
|---|---|---|---|
| **AÇÚCAR E ADOÇANTES** | | | |
| | Açúcar (todos os tipos) | Frutose | Aspartame |
| | Glicose | | |
| | Maltose/maltodextrina | | |
| | Mel | | |
| | Melado | | |
| | Xarope de milho | | |
| **BEBIDAS** | | | |
| | Bebidas alcoólicas* | Refrigerantes dietéticos | Achocolatado instantâneo (light) |
| | Refrigerantes comuns | Vinho tinto | Água mineral |
| | | | Água tônica |
| | | | Café (com adoçante) |
| | | | Chá (com leite desnatado, sem açúcar) |
| **CARNES, AVES, PEIXES E OVOS** | | | |
| | Bacon | Carne de porco (cortes magros) | Carne bovina (cortes magros) |
| | Cachorro-quente | Carne moída (magra) | Carne moída (extramagra) |
| | Carne moída (com mais de 10% de gordura) | Cordeiro (cortes magros) | Lombinho canadense |
| | Carnes processadas | Ovos comuns (4 por semana) | Ovos com ômega-3 |
| | Hambúrguer | | Peito de frango (sem pele) |

*Na Fase 2 é permitido incluir um copo de vinho e uma cerveja de vez em quando. Demonstrou-se que o vinho tinto, consumido com moderação, proporciona benefícios cardiovasculares.

| | SINAL VERMELHO | SINAL AMARELO | SINAL VERDE |
|---|---|---|---|
| | Salsicha | | Peito de peru (sem pele) |
| | | | Presunto fatiado (sem gordura) |
| | | | Todos os peixes, frescos, congelados ou enlatados (em água)* |
| | | | Tofu |
| | | | Vitela |
| **CEREAIS** | | | |
| | Granola | Flocos de trigo | All-Bran |
| | Müsli (industrializado) | | Farelo de aveia |
| | Todos os cereais, exceto os listados nas categorias sinal amarelo e sinal verde | | Mingau (feito com aveia em flocos grandes) |
| | | | Müsli feito em casa (veja a receita na página 74) |
| **CEREAIS E GRÃOS** | | | |
| | Arroz (branco, instantâneo, de grãos curtos) | Milho | Arroz (*basmati*, selvagem, integral, de grãos longos) |
| | Bolos de arroz | | Cevada |
| | | | Trigo para quibe |
| | | | Trigo-sarraceno |
| **FEIJÕES** | | | |
| | Fava | Feijão-mulatinho (em lata) | Ervilha |
| | Feijão cozido com carne de porco | Lentilha (em lata) | Ervilha partida |
| | | | Feijão-branco miúdo |
| | | | Feijão-de-lima |
| | | | Feijão-fradinho |
| | | | Feijão-mulatinho |

*Evite peixes preparados com farinha de trigo.

| | SINAL VERMELHO | SINAL AMARELO | SINAL VERDE |
|---|---|---|---|
| | | | Feijão-preto |
| | | | Feijão-rajado |
| | | | Feijão-soja |
| | | | Grão-de-bico |
| | | | Lentilha |
| **FRUTAS / SUCOS*** | | | |
| | Ameixa | Abacaxi (sem açúcar) | |
| | Melancia | Grapefruit (sem açúcar) | |
| | Todas as bebidas à base de frutas | Laranja (sem açúcar) | |
| | Todos os sucos preparados com açúcar | Maçã (sem açúcar) | |
| | | Pêra (sem açúcar) | |
| **FRUTAS EM CONSERVA / CONGELADAS / DESIDRATADAS** | | | |
| | Todas as frutas desidratadas** | Coquetel de frutas (suco) | Pêra em conserva (em suco ou em água) |
| | Todas as frutas em conserva (em calda) | Damasco | Pêssego em conserva (em suco ou em água) |
| | | | Purê de maçã light (veja a receita na página 89) |
| **FRUTAS FRESCAS** | | | |
| | Ameixa | Abacaxi | Ameixa |
| | Melancia | Banana | Frutas vermelhas (morango, framboesa, amora, etc.) |
| | Melão-cantalupo | Damasco | Grapefruit |
| | Passas | Kiwi | Laranja (todas as variedades) |
| | Tâmara | Mamão-papaia | Limão |
| | | Manga | Maçã |
| | | | Pêra |
| | | | Pêssego |
| | | | Uva |

*Sempre que possível, opte pela fruta em lugar do suco.

**Em pratos assados, você pode usar uma pequena quantidade de damasco desidratado.

| | SINAL VERMELHO | SINAL AMARELO | SINAL VERDE |
|---|---|---|---|
| **GORDURAS E ÓLEOS** | | | |
| | Azeite-de-dendê (todos os tipos) | A maioria das nozes | Amêndoa* |
| | Banha de porco | Maionese (light) | Avelã* |
| | Gordura vegetal hidrogenada | Margarina Qualy (sem gordura trans) | Azeite de oliva* |
| | Maionese | Molhos para salada (light) | Maionese (sem gordura) |
| | Manteiga | Óleo de amendoim | Margarina Qualy (light, sem gordura trans) |
| | Margarina cremosa | Óleo de gergelim | Molhos para salada (sem gordura) |
| | Molhos para salada (comuns) | Óleo de girassol | Noz-macadâmia* |
| | Óleo de coco | Óleo de milho | Óleo de canola/ sementes |
| | | | Sementes de linhaça |

| | SINAL VERMELHO | SINAL AMARELO | SINAL VERDE | |
|---|---|---|---|---|
| **HORTALIÇAS** | | | | |
| | Batata | Abóbora | Abacate** | Couve-flor |
| | Batata-doce | Alcachofra | Abobrinha | Ervilha |
| | Fava | Beterraba | Aipo | Ervilha-torta |
| | Inhame | Milho | Alface (todas as variedades) | Espinafre |
| | Nabo | | Alho-poró | Pepino |
| | | | Aspargo | Picles |
| | | | Azeitona** | Pimenta picante |
| | | | Berinjela | Pimentão |
| | | | Brócolis | Rabanete |
| | | | Cebola | Repolho |
| | | | Cenoura | Tomate |
| | | | Cogumelo | Vagem |
| | | | Couve-de-bruxelas | Vagem-manteiga |

*Limite a quantidade. **Limite a porção.

| | SINAL VERMELHO | SINAL AMARELO | SINAL VERDE |
|---|---|---|---|
| **LANCHES** | | | |
| | *Bagel* (todos os tipos) | A maioria das nozes* | A maioria das frutas frescas |
| | Balas | Banana | A maioria das hortaliças frescas |
| | Batata frita | Chocolate amargo** (60-70% de cacau) | Amêndoa*** |
| | Batata frita de saquinho | Pipoca (light, de microondas) | Avelã* |
| | Biscoitos doces | Sorvete (light) | Barra de cereal**** |
| | Bolachas | | Barras de granola feitas em casa (veja a receita na página 88) |
| | Bolos de arroz | | Iogurte de fruta (light e diet) |
| | *Donut* | | *Muffins* de farelo de aveia com maçã (veja a receita na página 87) |
| | *Mix* de cereais | | Pêssego/pêra em conserva, em suco ou em água |
| | *Muffin* (comercial) | | Purê de maçã light (veja a receita na página 89) |
| | Pão | | Queijo cottage (light) |
| | Passas | | Sorvete (light e diet) |
| | Pipoca (comum) | | |
| | *Pretzel* | | |
| | Sorvete | | |

*De 6 a 10 unidades por porção.

**Para os chocólatras: chocolate amargo em *pequenas quantidades*. Encare esse alimento como uma concessão, um prazer ocasional.

***Limite a quantidade.

****Barras com 100 calorias; 1 barra por porção.

| | SINAL VERMELHO | SINAL AMARELO | SINAL VERDE |
|---|---|---|---|
| **LATICÍNIOS** | | | |
| | Creme de leite (todos os tipos) | Iogurte (light) | *Buttermilk* (veja a receita na página 77) |
| | Iogurte (integral) | Leite semidesnatado | Iogurte de fruta (light e diet) |
| | Leite (integral) | Queijo (light) | Leite desnatado |
| | Leite achocolatado | Requeijão (light) | Mistura para pudim diet, preparada com leite desnatado |
| | Queijo | Sorvete (light) | Queijo (light) |
| | Queijo cottage (integral) | *Sour cream* light (veja a receita na página 77) | Queijo cottage (light) |
| | Requeijão | | Sorvete (light e diet) |
| | Sorvete | | |
| **MASSAS** | | | |
| | Nhoque | Massas comuns (*fettuccine, penne, linguine, vermicelli,* espaguete)* | Massas de trigo integral* |
| | Macarrão instantâneo | | |
| | Ravióli de queijo ou de carne | | |
| | *Tortellini* de queijo ou de carne | | |
| **MOLHOS PARA MASSAS** | | | |
| | Molhos preparados com açúcar ou sacarina | Molhos preparados com hortaliças (sem açúcar) | Molhos preparados com hortaliças (sem açúcar e sem gordura) |
| | Molhos preparados com carne ou queijo | | |
| **PÃES** | | | |
| | *Bagel* | Pães de grãos integrais | Barras de granola feitas em casa (veja a receita na página 88) |
| | Baguete | Pão de centeio (integral) | *Muffins* de farelo de aveia com maçã (veja a receita na página 87) |

*Limite a porção.

| SINAL VERMELHO | SINAL AMARELO | SINAL VERDE |
|---|---|---|
| Bolos/Biscoitos | Pão árabe (integral) | Pão de trigo integral 100% moído em moinho de pedra* |
| Broa de milho | | Pão *pumpernickel** |
| Croissant | | |
| *Donut* | | |
| *Muffin* | | |
| Panqueca/Waffle | | |
| Pão branco | | |
| Pão de cachorro-quente | | |
| Pão de hambúrguer | | |
| Pizza | | |
| Recheios à base de pão | | |
| Torrada | | |
| Tortilha | | |
| **SOPAS** | | |
| Ervilha fresca | Lentilha | Sopas preparadas com feijão, hortaliças ou massas integrais |
| Ervilha partida | Macarrão instantâneo | |
| Hortaliças na forma de purê | Tomate | |
| Todas as sopas preparadas com creme de leite | | |

*Apenas 1 fatia por porção.

# Apêndice II

## Guia dos alimentos da categoria sinal verde

### DESPENSA

| ADOÇANTES |
| --- |
| Aspartame |

| ARROZ |
| --- |
| *Basmati* |

| BEBIDAS |
| --- |
| Água mineral |
| Água tônica |
| Café descafeinado/chá |
| Refrigerantes dietéticos |

| CEREAIS |
| --- |
| All-Bran |
| Mingau de aveia (flocos grandes) |

| FEIJÕES |
| --- |
| Diversos tipos, inclusive para salada |
| Em lata, cozidos (sem gordura) |

| FRUTAS (EM CONSERVA) |
| --- |
| Pêra em conserva (em suco ou em água) |
| Pêssegos em conserva (em suco ou em água) |

| GERAIS (PARA COZIMENTOS E ASSADOS) |
| --- |
| Amêndoa fatiada |
| Bicarbonato de sódio |
| Cacau |
| Damasco desidratado |
| Farelo de trigo |
| Farinha de trigo integral |
| Fermento |

| GORDURAS/ÓLEOS |
| --- |
| Azeite de oliva |
| Maionese (light ou sem gordura) |
| Molhos para salada (sem gordura) |
| Óleo de canola |

| LANCHES |
| --- |
| Barras de cereal |

| MASSAS |
| --- |
| De trigo integral |

| PÃES |
| --- |
| Pão de trigo integral 100% moído em moinho de pedra |

| TEMPEROS |
| --- |
| Condimentos/ervas |
| Vinagre aromatizado |

## GELADEIRA

### CARNES/AVES/PEIXES/OVOS

- Ovos com ômega-3
- Peito de frango (sem pele)
- Peito de peru (sem pele)
- Peixes (todos, desde que não sejam preparados com farinha de trigo)
- Presunto/peru/frango (fatiados, magros)
- Vitela

### FRUTAS

- Ameixa
- Frutas vermelhas (morango, framboesa, amora, etc.)
- Grapefruit
- Laranja
- Lima-da-pérsia
- Limão
- Pêra
- Pêssego
- Purê de maça light (veja a receita na página 89)
- Uva

### GORDURAS/ÓLEOS

- Margarina Qualy (light, sem gordura trans)

### HORTALIÇAS

- Abobrinha
- Aipo
- Alface
- Alho-poró
- Aspargo
- Azeitona
- Berinjela
- Brócolis
- Cebola
- Cenoura
- Cogumelo
- Couve-flor
- Ervilha-torta
- Espinafre
- Pepino
- Picles
- Pimenta (picante)
- Pimentão
- Rabanete
- Repolho
- Tomate
- Vagem
- Vagem-manteiga

### LATICÍNIOS

- *Buttermilk* (veja a receita na página 77)
- Iogurte de fruta (light e diet)
- Leite (desnatado)
- Queijo cottage (light)

### SOPAS

- Preparadas com feijão, hortaliças ou massas integrais

## FREEZER

### CARNES/AVES/PEIXES/OVOS

- (veja *Geladeira*)

### FRUTAS

- Frutas vermelhas (morango, framboesa, amora, etc.)

### HORTALIÇAS

- Ervilha
- Hortaliças variadas
- Pimentas variadas

### LANCHES

- Barras de granola feitas em casa (veja a receita na página 88)
- *Muffins* de farelo de aveia com maçã (veja a receita na página 87)

### LATICÍNIOS

- *Sorbet* (sem açúcar)
- Sorvete (light e diet)

# Apêndice III

## Lista de compras da Dieta do Índice Glicêmico

**DESPENSA**

**ARROZ**

*Basmati*

**BEBIDAS**

Água mineral
Água tônica
Chá/café
Refrigerantes dietéticos

**CEREAIS**

All-Bran
Aveia (flocos grandes)
Proteína de soja em pó

**FEIJÕES**

Diversos tipos, inclusive para salada
Em lata, cozidos (sem gordura)

**FRUTAS (EM LATA)**

Peras em conserva (em suco ou em água)
Pêssegos em conserva (em suco ou em água)

**GERAIS (PARA COZIMENTOS E ASSADOS)**

Amêndoa fatiada
Bicarbonato de sódio
Cacau
Damasco desidratado
Farelo de aveia
Farelo de trigo
Farinha de trigo integral
Fermento

**GORDURAS/ÓLEOS**

Amêndoa
Azeite de oliva
Maionese (light ou sem gordura)
Molhos para salada (sem gordura)
Óleo de canola

**LANCHES**

Barras de cereal

**MASSAS**

De trigo integral

**PÃES**

Pão de trigo integral 100% moído em moinho de pedra

**TEMPEROS**

Condimentos/ervas
Vinagre aromatizado

## GELADEIRA/FREEZER

### ADOÇANTES

- Aspartame

### CARNES/AVES/PEIXES/OVOS

- Carne moída (extramagra)
- Ovos com ômega-3
- Peito de frango (sem pele)
- Peito de peru (sem pele)
- Peixes (todos, desde que não sejam preparados com farinha de trigo)
- Presunto/peru/frango (fatiados, magros)
- Vitela

### FRUTAS

- Ameixa
- Frutas vermelhas (morango, framboesa, amora, etc.)
- Grapefruit
- Laranja
- Lima-da-pérsia
- Limão
- Maçã
- Pêra
- Pêssego
- Uva

### GORDURAS/ÓLEOS

- Margarina Qualy (light, sem gordura trans)

### HORTALIÇAS

- Abobrinha
- Alface
- Alho-poró
- Aspargo
- Azeitona
- Berinjela
- Brócolis
- Cebola
- Cenoura
- Cogumelo
- Couve-flor
- Ervilha-torta
- Espinafre
- Pepino
- Picles
- Pimenta (picante)
- Pimentão
- Repolho
- Tomate
- Vagem
- Vagem-manteiga

### LATICÍNIOS

- Iogurte (light e diet)
- Leite desnatado
- Queijo cottage (light)
- *Sorbet* (diet)
- Sorvete (light e diet)

# Apêndice IV

## Dicas para viagens e refeições em restaurantes na Dieta do Índice Glicêmico

| CAFÉ DA MANHÃ | |
|---|---|
| **SINAL VERDE** | **SINAL VERMELHO** |
| All-Bran | Bacon/salsicha |
| Claras mexidas | Cereais altamente processados |
| Frutas | *Muffin* |
| Iogurte (light e diet) | Ovos |
| Mingau de aveia | Panqueca/waffle |
| Omelete feita com claras | |

| ALMOÇO | |
|---|---|
| **SINAL VERDE** | **SINAL VERMELHO** |
| Carnes magras – presunto/frango/ peru/peito fatiados | Batata (substitua por uma porção dupla de hortaliças) |
| Hortaliças | Fast-food |
| Massas de trigo integral – 1/4 do prato | Manteiga cremosa/maionese |
| Saladas (peça o molho sem gordura à parte) | Massas como prato principal |
| Sanduíches – abertos/pão integral | Pizza/pães/*bagel* |
| Sopas – de hortaliças | Produtos de confeitaria |
| *Wrap* – 1/2 pão árabe, sem maionese | Queijo |

| JANTAR | |
|---|---|
| **SINAL VERDE** | **SINAL VERMELHO** |
| Arroz (*basmati*, integral, selvagem, de grãos longos) – 1/4 do prato | Sopas preparadas com creme de leite |
| Frango/peru (sem pele) | Salada Caesar |
| Frutas | Carne bovina/cordeiro/porco |
| Hortaliças | Batata (substitua por uma porção dupla de hortaliças) |
| Massas de trigo integral – 1/4 do prato | Sobremesa |
| Peixes (desde que não sejam preparados com farinha de trigo) | Pão |
| Saladas (peça o molho sem gordura à parte) | Manteiga cremosa/maionese |
| Sopas – de hortaliças | |

| LANCHE | |
|---|---|
| **SINAL VERDE** | **SINAL VERMELHO** |
| Amêndoa | Salgadinhos do tipo chips |
| Avelã | Biscoitos/*muffin* |
| Barra de cereal | Pipoca comum |
| Frutas frescas | |
| Iogurte (diet e light) | |

| PORÇÕES | |
|---|---|
| Arroz/massas de trigo integral | No máximo 1/4 do prato |
| Carne | Palma da mão |
| Hortaliças | No mínimo 1/2 prato |

# Apêndice V

## Quantas calorias você gasta?

| PESO (EM QUILOS) | 59 | 72 | 90 |
|---|---|---|---|
| TEMPO (EM MINUTOS) | 30 | 30 | 30 |
| **ATIVIDADES REALIZADAS EM CASA E NA ACADEMIA** | | | |
| Aeróbica, alto impacto | 218 | 269 | 336 |
| Aeróbica, baixo impacto | 172 | 211 | 264 |
| Aeróbica, step, alto impacto | 312 | 384 | 480 |
| Aeróbica, step, baixo impacto | 218 | 269 | 336 |
| Bicicleta ergométrica, esforço intenso | 328 | 403 | 504 |
| Bicicleta ergométrica, esforço moderado | 218 | 269 | 336 |
| Hidroginástica | 125 | 154 | 192 |
| Musculação, esforço intenso | 187 | 230 | 288 |
| Musculação, geral | 94 | 115 | 144 |
| Remo estacionário, esforço intenso | 265 | 326 | 408 |
| Remo estacionário, esforço moderado | 218 | 269 | 336 |
| Step, geral | 187 | 230 | 288 |
| Treinamento em circuito geral | 250 | 307 | 384 |
| **ESPORTES** | | | |
| Artes marciais, geral | 312 | 384 | 480 |
| Basquete, jogo | 250 | 307 | 384 |
| Boxe, treino | 281 | 346 | 432 |
| Caiaque, rafting | 156 | 192 | 240 |
| Caminhada em trilhas | 187 | 230 | 288 |
| Caminhada, 5,5km/h | 125 | 154 | 192 |
| Caminhada, 6,5km/h | 140 | 173 | 216 |
| Caminhada, 7km/h | 156 | 192 | 240 |
| Caminhada/corrida: correr mais de 10 minutos | 187 | 230 | 288 |
| Cavalgada, geral | 125 | 154 | 192 |
| Ciclismo, 19 a 22km/h | 250 | 307 | 384 |
| Ciclismo, 22 a 25km/h | 312 | 384 | 480 |
| Ciclismo, BMX ou mountain bike | 265 | 326 | 408 |
| Corrida, 10,5km/h | 343 | 422 | 528 |
| Corrida, 12km/h | 390 | 480 | 600 |
| Corrida, 14km/h | 452 | 557 | 696 |

| | | | |
|---|---|---|---|
| Corrida, 16km/h | 515 | 634 | 792 |
| Corrida, 8,5km/h | 281 | 346 | 432 |
| Corrida, 8km/h | 250 | 307 | 384 |
| Corrida, 9,5km/h | 312 | 384 | 480 |
| Escalada | 343 | 422 | 528 |
| Esqui (cross-country) | 250 | 307 | 384 |
| Frisbee | 94 | 115 | 144 |
| Futebol | 250 | 307 | 384 |
| Ginástica olímpica | 125 | 154 | 192 |
| Golfe, com carrinho | 109 | 134 | 168 |
| Golfe, sem carrinho | 172 | 211 | 264 |
| Handball, geral | 374 | 461 | 576 |
| Natação, geral | 187 | 230 | 288 |
| Patinação | 218 | 269 | 336 |
| Patinação no gelo, geral | 218 | 269 | 336 |
| Pólo aquático | 312 | 384 | 480 |
| Pular corda | 312 | 384 | 480 |
| Tênis, geral | 218 | 269 | 336 |
| Vôlei, jogo | 125 | 154 | 192 |
| Vôlei, recreação | 94 | 115 | 144 |
| Vôlei de praia | 250 | 307 | 384 |

| **ATIVIDADES DO DIA-A-DIA** | | | |
|---|---|---|---|
| Brincadeiras infantis | 156 | 192 | 240 |
| Cortar grama, com máquina | 140 | 173 | 216 |
| Cortar grama, manual | 172 | 211 | 264 |
| Faxina, geral | 109 | 134 | 168 |
| Jardinagem, geral | 140 | 173 | 216 |
| Sexo, esforço moderado | 47 | 58 | 72 |
| Retirar folhas da grama com ancinho | 125 | 154 | 192 |

# Apêndice VI

## Exercícios de resistência e fortalecimento muscular

### Visão geral

Para minimizar o risco de lesões e maximizar o efeito da atividade física, a recomendação do meu fisioterapeuta é executar os exercícios nesta ordem:

1. Aquecimento
2. Alongamento de músculos específicos
3. Exercícios aeróbicos/cardiovasculares
4. Fortalecimento muscular
5. Alongamento final

### Aquecimento

Aquecimento não é sinônimo de alongamento. Alongar músculos frios pode causar lesões. O objetivo do aquecimento é elevar a temperatura do corpo, preparando-o para os exercícios. Os métodos podem variar de um banho quente ou uma sauna à realização de exercícios num ritmo lento.

### Alongamento

Recomendo apenas alongamentos específicos antes da prática da atividade física. Por exemplo, se você tiver problemas na região lombar, talvez precise fazer exercícios que tenham sido indicados pelo seu médico.

### Exercícios aeróbicos e cardiovasculares

Veja o capítulo 8.

### Fortalecimento muscular

Sugiro que a sessão de fortalecimento muscular seja realizada após a atividade aeróbica, quando o corpo está quente, pronto para a intensidade dos exercícios. Eles devem ser executados em dias alternados, para permitir que os músculos se recuperem. Alternar dois grupos musculares funciona bem para muitas pessoas. Por exemplo, talvez você queira trabalhar os braços num dia e as pernas no dia seguinte. Isso também reduz a duração de cada sessão. Os únicos exercícios de fortalecimento muscular que podem ser feitos diariamente são os destinados à musculatura do tronco, que aparentemente se fortalece mais quando trabalhada todos os dias.

O número de repetições a serem realizadas depende do seu objetivo. A maior parte das pessoas deseja manter ou ganhar massa muscular, fortalecer-se e ter resistência para executar as atividades do dia-a-dia com menos esforço. Para concretizar essas metas, comece com pesos ou com um nível de resistência (faixa elástica) que lhe permita fazer 15 repetições sem se sentir absolutamente exausto no final. Faça essa série duas ou três vezes por sessão, descansando um minuto entre cada série. Alterne os grupos musculares entre as séries.

Um grande erro é aumentar o peso ou a resistência rápido demais. Muitas vezes isso provoca lesões musculares, impossibilitando a prática da atividade física durante semanas ou até meses. Algumas pessoas tomam a decisão de elevar o nível de exigência do programa por acreditarem que já o estão executando há um tempo suficiente e devem torná-lo mais difícil. Mas não é bem assim. É verdade que, ao nos fortalecermos fisicamente, podemos ir intensificando o nível de esforço até alcançarmos o ponto máximo a que podemos chegar em termos de condicionamento físico. Daí em diante, porém, não mais. Em geral, as pessoas atingem o auge de seu condicionamento físico aos 35 anos de idade. Não encare o programa de atividade física como um plano que deva se tornar progressivamente mais difícil ou mais longo.

Como saber quando está na hora de aumentar a carga ou a resistência? Se você estiver conseguindo fazer 15 repetições com facilidade, sugiro que eleve esse número para ganhar o que chamo de "margem de erro". Vá aumentando as repetições de cinco em cinco, até chegar a 30. Quando já for capaz de executar as 30 sem esforço, aumente a carga ou a resistência e volte à série de 15 repetições. Continue usando esse padrão para intensificar o grau de dificuldade do programa sempre que estiver se sentindo preparado.

Não há nada de errado em seguir o mesmo programa durante um período prolongado. Talvez você queira escolher planos diferentes para mudar um pouco a rotina, mas, ainda que o nível de dificuldade e a duração dos exercícios sejam os mesmos, os benefícios serão mantidos.

Um livro excelente sobre treinamento com pesos é *A Dieta do Abdômen*, de David Zinczenko.

## Exercícios de fortalecimento – atividades antes e depois

### Abdominal

1. Deitado com as costas no chão, contraia os músculos do estômago sem mover as costas e a pélvis. As costas devem ficar imóveis durante todo o exercício. O estômago tem que ficar reto ou côncavo.
2. Sinta a contração com a ponta dos dedos e mantenha essa posição na próxima etapa.
3. Levante uma das pernas e flexione o joelho até atingir um ângulo de 90° em relação ao corpo.
4. Levante a outra perna mantendo as costas imóveis.

5. Devagar, vá estendendo uma das pernas na horizontal, sem deixar que o pé toque o chão. Estenda totalmente o joelho ou leve-o somente até o ponto em que sentir que está começando a perder a contração abdominal e volte à posição inicial.
6. Faça de duas a três séries de 15 repetições com cada perna.

#### Quadris e joelhos

1. Fique de pé num degrau, banco ou escada de 10 a 15cm de altura.
2. Dobre lentamente uma perna e leve o pé oposto na direção do chão, *mas sem deixar que encoste.*
3. Aumente progressivamente a altura do banco ou da base que esteja usando.
4. Faça de duas a três séries de 15 repetições com cada perna.

#### Pernas e nádegas

Este exercício é uma variação do tradicional movimento de ficar na ponta dos pés. Concentre-se em erguer lentamente o calcanhar, contraindo as nádegas e usando os músculos da panturrilha. Esse movimento usa um número maior de músculos e também os trabalha com mais intensidade.

Fique dois ou três segundos nessa posição. Faça de duas a três séries de cinco repetições.

### Exercícios de fortalecimento muscular com faixa elástica

#### Fortalecimento do tronco

1. De pé, afaste as pernas até à linha dos ombros.
2. Posicione a faixa elástica sob os pés. Mantenha os joelhos soltos.
3. Com uma das mãos, puxe a faixa da altura do quadril até o ombro oposto.

4. Não deixe o tronco girar. Mantenha o cotovelo reto.
5. Faça de duas a três séries de 15 repetições para cada lado.

### Bíceps

1. Posicione a faixa elástica sob um dos pés.
2. Segure a faixa e dobre o braço, tentando levar a mão ao ombro. Mantenha o punho reto.
3. Faça de duas a três séries de 15 repetições com cada braço.

### Tríceps

1. Posicione a mão direita sobre o peito.
2. Posicione a mão esquerda sobre a direita.
3. Segure a faixa elástica com as duas mãos.
4. Afaste a mão esquerda do peito.
5. Quanto mais próximas as mãos estiverem uma da outra, maior o grau de dificuldade do exercício.
6. Faça de duas a três séries de 15 repetições com cada braço.

### Costas

1. Coloque as mãos nos ombros, fazendo um ângulo de 90°. Ajuste a faixa elástica atrás do pescoço e puxe até atingir um ângulo de 45°.
2. Faça de duas a três séries de 15 repetições com cada braço.

Para aumentar o grau de dificuldade de um exercício, dobre a faixa elástica ao meio antes de adotar o nível de resistência seguinte.

*Atenção:* a resistência elástica não deve ser levada até o ponto de fadiga máxima.

**Quadris e joelhos**

Abdução dos quadris com resistência

1. Prenda uma das extremidades da faixa elástica ao redor de uma das pernas e a outra à maçaneta de uma porta. Posicione-se de lado para a porta e estenda a perna na lateral.
2. Faça de duas a três séries de 15 repetições com cada perna.

Extensão dos quadris com resistência

1. Prenda uma das extremidades da faixa elástica à perna e a outra à maçaneta de uma porta. Posicione-se de frente para a porta e estenda a perna para trás.
2. Faça de duas a três séries de 15 repetições com cada perna.

*Dica:* para prolongar a vida útil da faixa elástica, pegue uma tira de náilon com aproximadamente 60cm e faça um laço. Passe a faixa elástica por dentro desse círculo e dê um nó. Encaixe a tira de náilon na maçaneta da porta.

## Alongamento

Os alongamentos no fim da sessão de atividade física são importantes por dois motivos. Acalmam, ajudando-o a "desacelerar", e alongam os músculos, que se contraíram. O momento ideal para executá-los é quando o corpo está aquecido, seja após o exercício, seja num banho quente. A duração do alongamento do músculo varia de 10 segundos a 1 minuto. Existem muitos livros e manuais sobre esse tema no mercado; se não quiser comprar nenhum deles, informe-se com um professor de Educação Física.

Algumas pessoas reclamam que, por mais que se alonguem, não conseguem aumentar sua flexibilidade, é como se tivessem os músculos "presos". Em geral, são indivíduos fortes e até flexíveis – mas nas áreas erradas. Por exemplo, uma pessoa pode ter os músculos da região posterior da perna extremamente rígidos. Para compensar essa rigidez, talvez ela tenha desenvolvido maior flexibilidade nas costas. Quem apresenta essa característica fica quase com a forma de um ponto de interrogação quando tenta alongar os músculos da parte posterior da perna. Involuntariamente, acaba alongando as costas até deixá-las bastante arqueadas. Na verdade, uma pequena parte da força que a pessoa está fazendo vai para o músculo que ela deseja alongar. Se esse for o seu caso, procure um profissional de saúde que conheça os padrões de compensação muscular e possa lhe mostrar como evitar que isso aconteça. É fundamental aprender as técnicas de alongamento corretas, principalmente se você tem pouca flexibilidade ou sofre de problemas lombares ou no pescoço. Um tronco forte é essencial para impedir ocorrências de padrões de compensação muscular.

# Apêndice VII

## As 10 regras de ouro da Dieta do IG

1. Faça três refeições e três lanches diariamente. Não pule refeições – principalmente o café da amanhã.
2. Na Fase 1, consuma apenas os produtos da categoria sinal verde.
3. A quantidade dos alimentos é tão importante quanto a sua qualidade. Reduza o tamanho das porções, sobretudo as de carne, massas e arroz.
4. Todas as refeições devem conter as proporções adequadas de carboidratos, proteína e gordura.
5. Coma pelo menos três vezes mais hortaliças e frutas do que o usual.
6. Beba muito líquido, de preferência água.
7. Exercite-se durante 30 minutos uma vez por dia ou por 15 minutos duas vezes por dia. Salte do ônibus três pontos antes e caminhe.
8. Encontre alguém que queira realizar o programa com você – o apoio mútuo será muito útil.
9. Defina metas realistas. Tente emagrecer, em média, 500g por semana e registre seu progresso para reforçar a sensação de que está avançando.
10. Não encare este programa como uma dieta. Veja-o como uma base para o tipo de alimentação que você adotará pelo resto da vida.

| REGISTRO SEMANAL DO PESO E DA MEDIDA DA CINTURA NA DIETA DO ÍNDICE GLICÊMICO | | | | |
|---|---|---|---|---|
| Semana | Data | Peso | Cintura | Comentários |
| 1. | | | | |
| 2. | | | | |
| 3. | | | | |
| 4. | | | | |
| 5. | | | | |
| 6. | | | | |
| 7. | | | | |
| 8. | | | | |
| 9. | | | | |
| 10. | | | | |
| 11. | | | | |
| 12. | | | | |
| 13. | | | | |
| 14. | | | | |
| 15. | | | | |
| 16. | | | | |
| 17. | | | | |
| 18. | | | | |
| 19. | | | | |
| 20. | | | | |

**REGISTRO DE EXERCÍCIOS NA DIETA DO ÍNDICE GLICÊMICO**

**T** = Tempo **D** = Distância

| Data | Caminhada | | Corrida | | Ciclismo | | Resistência | Alongamento | Outros |
|---|---|---|---|---|---|---|---|---|---|
| | T | D | T | D | T | D | Repetições | | |
| | | | | | | | | | |
| | | | | | | | | | |
| | | | | | | | | | |
| | | | | | | | | | |
| | | | | | | | | | |
| | | | | | | | | | |
| | | | | | | | | | |
| | | | | | | | | | |
| | | | | | | | | | |
| | | | | | | | | | |
| | | | | | | | | | |
| | | | | | | | | | |
| | | | | | | | | | |
| | | | | | | | | | |
| | | | | | | | | | |
| | | | | | | | | | |

# Agradecimentos

Enquanto escrevia este livro, eu também administrava a Heart and Stroke Foundation of Ontario, que tem 36 escritórios e 46 mil voluntários. A fundação arrecada anualmente mais de US$100 milhões. O livro tomou uma enorme parte do tempo que reservo para a minha família. Assim, minha esposa, Ruth, acabou recebendo o impacto das minhas preocupações. Apesar disso, foi minha maior incentivadora, conselheira e orientadora. Sem seu estímulo e apoio, eu não teria conseguido concluir este projeto.

Joanne Cullen também me dedicou uma parte considerável do seu tempo, ajudando a finalizar diversas versões preliminares. Seu humor contagiante e seu bom senso foram de grande auxílio nos dias mais difíceis.

Maureen Dwight, minha fisioterapeuta, resolveu meu problema de dor na região lombar com um programa de exercícios que já está incorporado à minha vida. Ela foi de inestimável ajuda para a redação do capítulo e do apêndice sobre exercícios. Maureen dirige a Orthopaedic Therapy Clinic, em Toronto.

Agradeço também aos meus amigos na Random House do Canadá: Anne Collins, por me estimular a escrever o livro, e Stacey Cameron, por me manter nos trilhos com orientações e edição preciosas.

Por fim, agradeço a todos os amigos e associados que participaram das pesquisas que realizei sobre alimentação. Seu feedback proporcionou o foco e a essência da Dieta do Índice Glicêmico.

INFORMAÇÕES SOBRE OS
PRÓXIMOS LANÇAMENTOS

Para receber informações sobre os lançamentos da EDITORA SEXTANTE, basta enviar um e-mail para atendimento@esextante.com.br ou cadastrar-se diretamente no site www.sextante.com.br

Para saber mais sobre nossos títulos e autores, e enviar seus comentários sobre este livro, visite o nosso site: www.sextante.com.br

EDITORA SEXTANTE
Rua Voluntários da Pátria, 45 / 1.404 – Botafogo
Rio de Janeiro – RJ – 22270-000 – Brasil
Telefone: (21) 2286-9944 – Fax: (21) 2286-9244
E-mail: atendimento@esextante.com.br